新東京タワー

地デジとボクらと、
ドキドキ電磁波

網代太郎 著

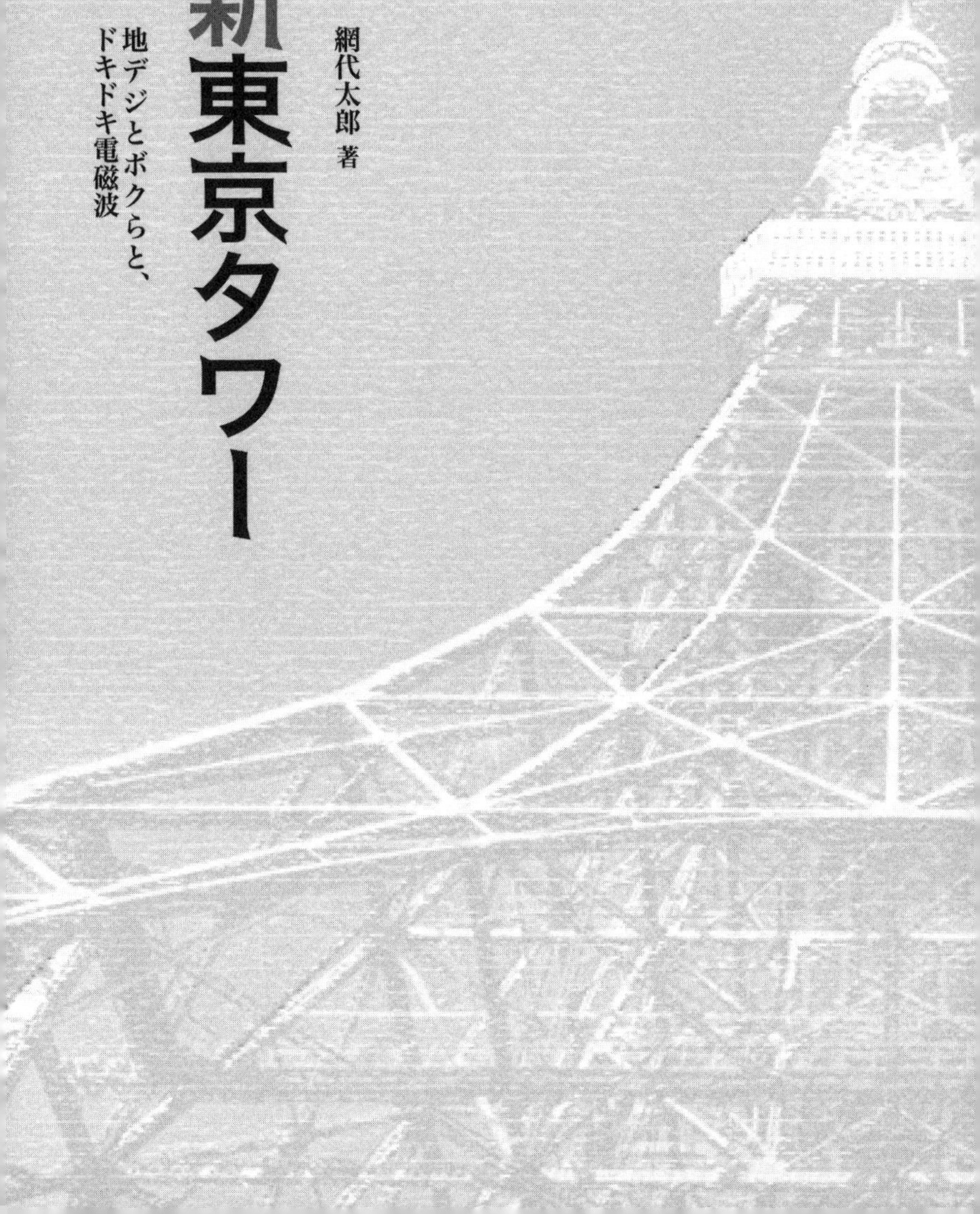

はじめに

「東京タワー」や、東京タワーが建てられたころの「昭和三十年代」が、小説や映画をきっかけにブームとなっています。東京タワーは、テレビの電波を関東の一部地域へ送信するために建てられました。この役目が、「新東京タワー（すみだタワー）」に取って代わられようとしています。新東京タワーは、東京東部を流れる隅田川からほど近い、墨田区押上《おしあげ》に建設が予定されています。高さは、東京タワーの三三三ｍに対し、新タワーは六一〇ｍにもなり、「世界一」だと言われています。

東京に、こんなに高いタワーが建つ。楽しみでしょうか。わくわくするでしょうか。新東京タワーから送信される予定の電波は、テレビの「地上デジタル放送」（地デジ）の電波です。私たちが長年なじんできた地上波のアナログテレビ放送は二〇一一年七月までに終了するとされ、その後の地上波テレビ放送は、横長画面の地デジだけになります。「高画質」で「双方向サービス」が可能になるという地デジは、楽しいでしょうか。わくわくするでしょうか。

新しいテレビの電波を出す、新しいタワー――。筆者は、この新東京タワーの建設予定地から、約一kmの所に住んでいます。筆者は、新タワーが建つことに、わくわくしていません。むしろ、困ったことだと思っています。地上デジタル放送についても、今のテレビ放送と比べて、便利さ、楽しさなどで、大きな変化があるとは思えません。それなのに、テレビの買い換えや公費投入、放送・中継設備の整備など、視聴者・市民や地方テレビ局などが、あまりに大きな負担を強いられるのです。

地上デジタル化の動きに合わせて、一九九八年ごろから、新東京タワーを建てようという話が出てきました。東京タワーの近くに建てようとか、多摩、埼玉、秋葉原など、いろいろな所で新タワーを建てようという構想が持ち上がりました。しかし、なかなか実現しませんでした。その理由の一つとして、数百億円もの建設費をだれがどうやって調達するのかという問題がありました。テレビ電波を送信するためのタワーなのに、テレビ局自身は建設費を出すつもりがなく、新タワーを誘致する側がお金を用意しなければならないというのです。建設費だけでなく、新タワーを訪れる観光客用の駐車場など、周辺整備費用も必要です。新タワーの誘致合戦が繰り広げられた一方で、数百億円もかけて新タワーを建設する意味はあるのか、採算は取れるのか、疑問を投げかける論調もありました。

筆者が新タワーに関心を持たざるを得なくなったのは、二〇〇五年初めころ、筆者の自宅の周りで「タワーでパワーを」というポスターを目にするようになってからです。何事かと思っているうちに「新東京タワーの第一候補地が墨田区に決まった」というニュースが流れました。周囲に様々な影響を及ぼす巨大構築物を建てることが、あまりにも唐突に決まったことに、強い違和感を覚えました。

新タワーによる影響は、地域経済への影響（それは宣伝されている「経済波及効果」だけではなく、マイナスの影響もあるはずです）、景観や日照への影響、風害、交通渋滞などが考えられます。特に、人口密集地に建設される新タワーから二十四時間、休むことなく送信されるテレビ電波（電磁波）が、周辺住民の健康に影響を与えないか心配です。

筆者は「化学物質過敏症」という病気について、市民や行政などに知ってもらい、発症者を支援するための活動に十年間取り組んできました。「健常者」なら気付かない、または気にならないような微量の化学物質に反応して、さまざまな症状が出て苦しむという、たいへんつらい病気です。この病気に取り組み始めたのは、筆者の母親の発症がきっかけでした。この化学物質過敏症と似た病気に「電磁波過敏症」という病気があります。「健常者」なら気付かないような弱い電磁波に反応して、さまざまな症状が出て苦しむという、これもたいへんつらい病気です。電磁波が多い環境では、電磁波過敏症を発症する危険性が大きくなることが危惧されます。

電磁波過敏症以外にも、電磁波と健康影響の関連を示す研究結果も報告されています。

新東京タワーが必要なものであれば、多少の不利益は我慢しなければならないかもしれません。その場合は、建設によって予想されるリスク、デメリットをあらかじめ住民に説明し、それらができるだけ小さくなるよう（小さくできない場合は補償も含めて）対策を話し合って、住民の同意を得て進めるのが、民主主義のルールです。しかし、新東京タワーについては「地域活性化」という「メリット」のみが強調され、ほとんど何の検討も行わないまま墨田区が誘致し、そのまま建設予定地に決まってしまいました。

本書では、建設されようとしている新東京タワーはどういうものか、▽十年近くも具体化しなかった新タワーが突然墨田区に建てられることになった経緯、▽新タワーが建つことによって何が心配か（電磁波問題を中心に）、▽テレビの地上デジタル放送とはどういうもので、なぜデジタル化され、何が問題なのか――について見ていきます。

もう一つ重要な論点があります。新東京タワーは、そもそも必要なものなのでしょうか。地上デジタル放送のために必要だと宣伝されていますし、多くの人は必要だから建てるのだろうと思っています。しかし、新タワーは必要ないのだとすれば、どうでしょうか。地元住民が、墨田区民が、テレビ視聴者が、不要なものができたことによるデメリット（それがたとえ小さくても）を我慢しなければならない理由はまったくありません。

現在の東京タワーは、高度成長期に生きた人々の希望を象徴するタワーとも言われています。しかし、新東京タワーは、二十一世紀に生きる私たちや子どもたちの「希望」や「誇り」になるでしょうか。新東京タワーや地上デジタル化が強引に進められている事情や、その先に見えるものを考えると、私たちの「希望」の象徴になるよりも、原爆ドームと同様「過ちは繰り返しません」という象徴になる可能性のほうがありそうです。

目　次　新東京タワー

～地デジとボクらと、ドキドキ電磁波～

はじめに　3

第1部　新東京タワーとは　13

第2部　新東京タワーの電波は大丈夫か？　53

第3部　新東京タワーで地域はどうなる？

第１部　新東京タワーとは

第1章　新東京タワーの概要

地上デジタル放送の電波塔

東京タワー（東京都港区）に替わり、首都圏へテレビの地上デジタル放送（地デジ）の電波を送信する電波塔として建設されようとしているのが、新東京タワー（すみだタワー）です。

新タワーの高さは六一〇ｍで、東京タワー（高さ三三三ｍ）を大きく上回り、現在高さ世界一の電波塔であるカナダの「ＣＮタワー」（同五五三ｍ）をも上回って「世界一の高さになる」（墨田区『すみだ区報』二〇〇五年二月一日など）とＰＲされています。しかし実際は、条件付きの「世界一」です（コラム１―１）。

コラム１―１：新東京タワーの高さは世界一？

新東京タワーの売り文句は「高さ世界一」。しかし、現在世界中で、新東京タワー以上の高さの建物が建設されていたり、また、今後建設される計画があります。

アラブ首長国連邦のドバイでは、「ブルジタワー」（高さ八〇八ｍ）が建設中です。現在世界一の高さのビルは、台湾にある「TAIPEI一〇一」(五〇八m)なので、これを超え、また、現在世界一高い人が登れる電波塔であるカナダ・トロントの「CNタワー」(五五三m)をも上回り、世界一高い建物になります。新東京タワーの竣工予定である二〇一一年よりかなり早い二〇〇八年に、ブルジタワーは完成する予定です。新東京タワーは、完成時点で、すでに世界一高い建物ではないのです。さらに、クウェートでは高さ一〇〇一mのビル建設構想もあるとのことです(共同通信、二〇〇五年十二月九日)。

比較対象を電波塔に絞れば、世界一と言えるでしょうか。中国の広州(〇九年完成予定)(『朝日新聞』二〇〇七年五月三十日)と、米国のシカゴ(『産経新聞』二〇〇五年十一月六日)で、それぞれ六一〇mのタワーが建設されるといいます。新東京タワーも六一〇mなので、「同点で一位」にはなれそうですが、何とも微妙な感じです。

事業主体は東武鉄道の子会社

建設するのは、東武鉄道の子会社である「新東京タワー株式会社」。二〇〇六年五月、東武鉄道の一〇〇%出資により、資本金四億円で設立されました。この新東京タワー株式会社が、新タワーを建設し、資産として保有し、経営主体になるとのことです。

同社は、建設費は約五〇〇億円で、以下の三つの方法で調達すると説明しています(「新東京タワー(すみだタワー)を考える会」と新東京タワー株式会社の意見交換、二〇〇六年九月十四日)。

① 新タワーから電波を送信する、テレビ各社などからの預託金
② 新東京タワー株式会社への出資者(今後募集する)

③　金融機関からの借入

テレビ電波を送信するためのタワーであるにも拘わらず、テレビ各社は新タワーの建設費を直接には一切負担しません。

建設費を負担するのは、新東京タワー株式会社です。同社はテレビ各社に、タワーの設備設置スペースなどを賃貸します。つまり、新東京タワー株式会社とテレビ各社は、大家と店子という関係です。これは、現在の東京タワーも同じです。

国内の他の地デジ用タワーである瀬戸タワー（愛知県）、日本平タワー（静岡県）は、テレビ各社など電波送信事業者が自らの費用で建設しています。〝他人〟に建ててもらうのは、新東京タワーだけです。

タワー完成後、新東京タワー株式会社はテレビ各社からの賃貸料収入と、観光客の入場料収入の、二本柱によって経営するとのことです。

「三十年平均で年間二七〇万人」の入場があれば、テレビ各社からの賃貸料収入と合わせて、経営が成り立つだけの収入が確保できると、同社は説明しています。「年間二七〇万人」は、現在の東京タワーの年間入場者数と、ほぼ同じ人数です。

新東京タワー株式会社は、二〇〇七年度に新タワーの実施設計を行い、〇八年度に着工、一一年度に竣工というスケジュールを公表しています。二〇一一年七月二十四日までに、アナログテレビ放送が終了し、地上デジタル放送へ全面的に切り替わるとされていますが、この時期に合わせての新タワー完成を目指しています。

図1―1：新東京タワーの建設予定地

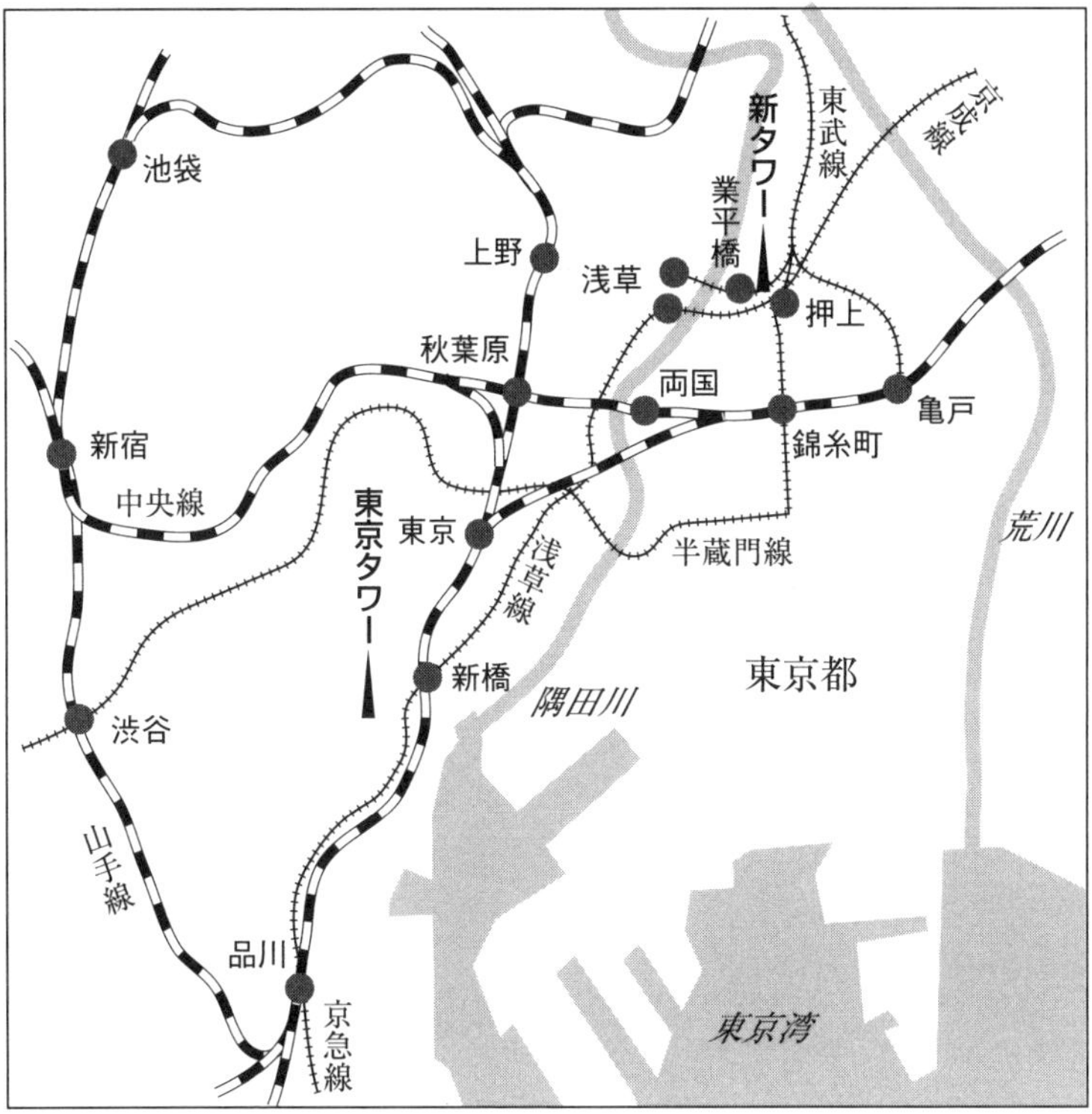

東京都墨田区「業平橋・押上地区」に建設

建設予定地は、東京都東部に位置する「墨田区押上一丁目」の、東武鉄道の操車場跡地（〇・八一ha）で、東武伊勢崎線業平橋駅や東武鉄道本社に隣接した場所です（図1―1、写真1―1）。

建設予定地を含む周辺六・四haは、新タワー誘致活動が始まる前から、土地区画整理事業を行うべく、準備が進められていました（写真1―2）。この地区には業平橋《なりひらばし》駅のほか、京成線と都営地下鉄浅草線の押上駅もあります。押上駅には二〇〇三年から地下鉄半蔵門線と東武伊勢崎線も乗り入れ、この地域の鉄道の便が向上しました。東武鉄道の操車場跡地があることに加え、この地区のコンクリート工場が転出することになり、跡地の再開発構想が持ち上がったのです。約四〇〇〇㎡の駅前広場や、幅の広い道路を整備し、「土地の高度利用を促進し、商業・業務・文化機能の整備や集合住宅の導入を図り、複合開発による新しい広域拠点形成」（墨田区「押上・業平橋駅周辺地区のまちづくりの概要（参考）」）を目指すとのことです。

二〇〇五年十二月に土地区画整理組合の設立が認可されています。土地区画整理事業の事業費は約八六億二八〇〇万円で、そのうち約七五億三三〇〇万円は、国と都からの補助金です。区画整理組合の組合員は土地所有者一六人、借地権者二人の計一八人（墨田区拠点整備課による。二〇〇七年三月現在）ですが、組合員のうち東武鉄道が事業区域の面積の約四分の三を所有しており、他の大部分も三法人（京成電鉄、日立コンクリート、住友大阪セメント）が所有し、個人地権者の所有面積は一二人合計で一％程度です（筆者による概算）。

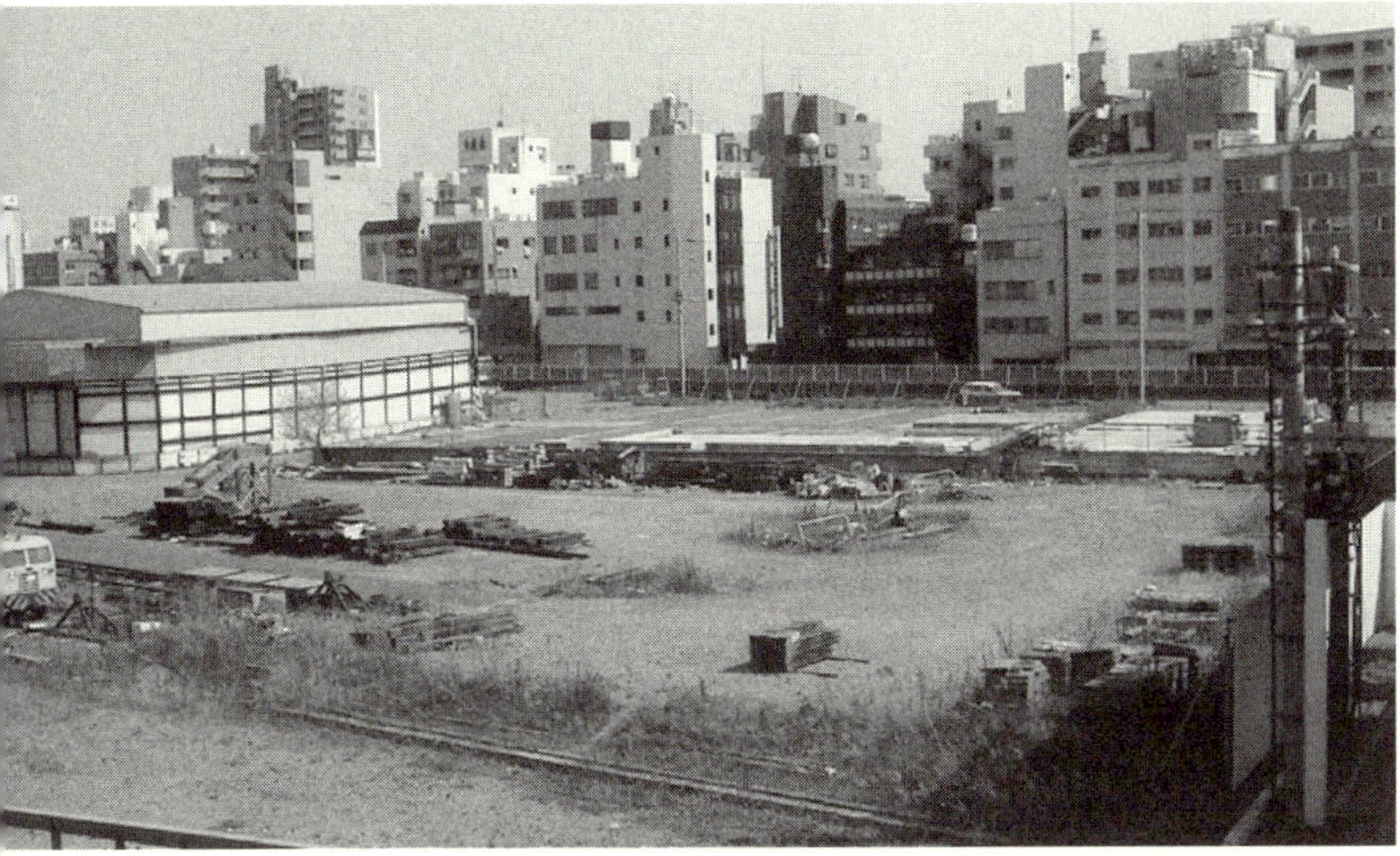

（上）写真1―1：新東京タワー建設予定地（2007年3月、筆者撮影）

（下）写真1―2：押上・業平橋駅周辺土地区画整理事業（新東京タワー建設予定地）の周辺（墨田区、新タワー誘致に係る都市防災と地域活性化等検討・評価委員会「新タワー誘致に係る都市防災と地域活性化等検討・評価報告書」2005年6月）

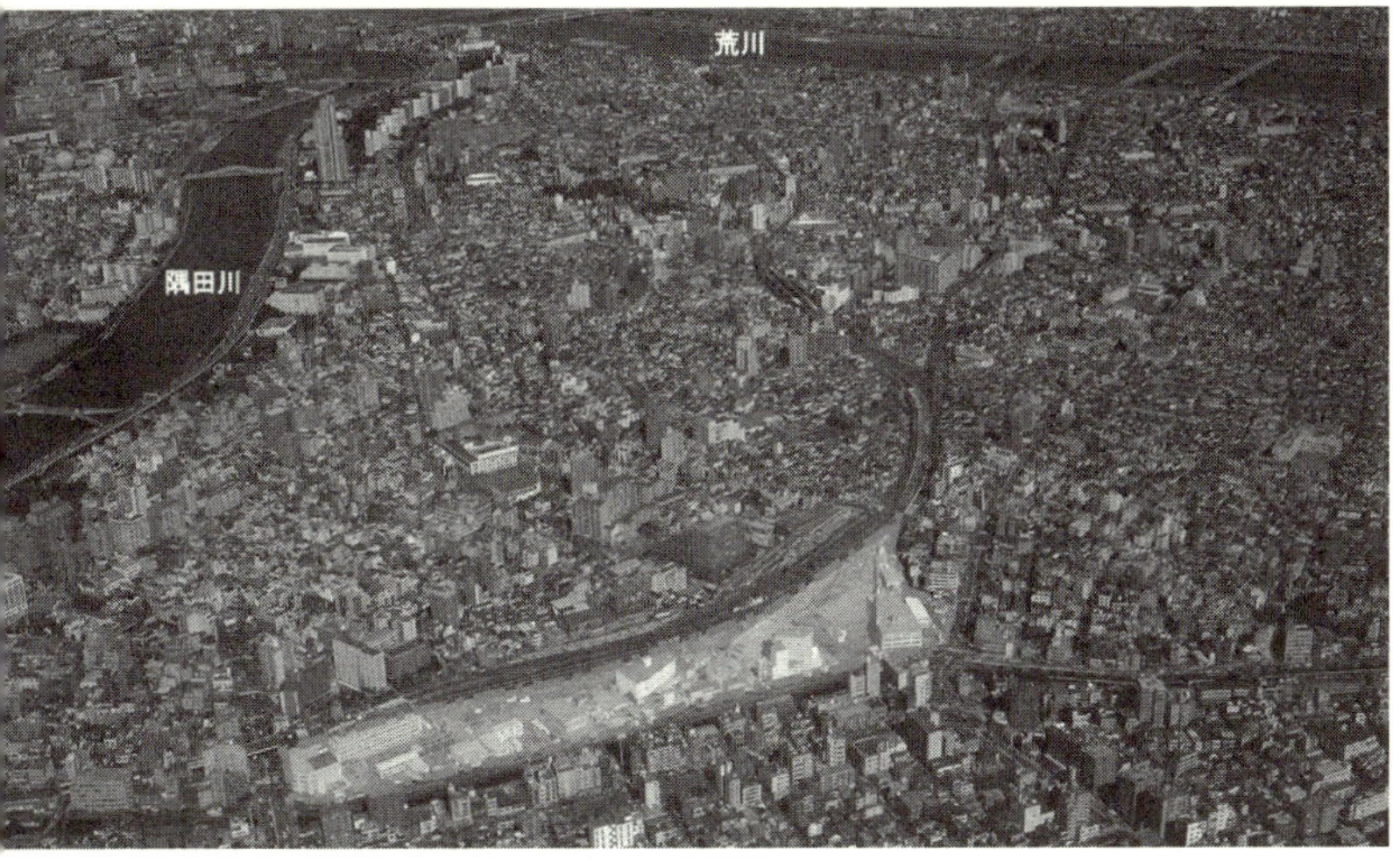

墨田区長が新タワー誘致を初めて表明した、〇四年十一月の区議会質疑をみれば、区画整理による再開発の〝目玉〟にするために新東京タワーが誘致されたという側面があることが分かります（墨田区議会本会議議事録、二〇〇四年十一月二十五日）。

樋口敏郎区議（自民党）　先日、十一月四日に開催された都市開発・交通対策特別委員会におきまして、押上・業平橋駅周辺地区の整備計画案が報告されました。（略）これだけ大規模な開発をするならば錦糸町や曳舟《ひきふね》（錦糸町、曳舟とも再開発が行われ、押上から近い）など他地区と競合しない大規模な商業・業務施設の計画を図らなければ開発が進まないのではないかと思います。また、地域の活性化についてもインパクトのある集客施設が期待されております。

区長は、観光をこれからの墨田区の施策として推進していく表明をされておりますが、この観光に着目して目玉となる施設の導入について、お考えがあればお尋ねいたします。

山﨑昇・墨田区長　この約六haにも及ぶ広大な用地で、区が単独で大規模な公益的集客施設を整備することは不可能であることから、例えば各地域で誘致活動が展開されております新東京タワーといった施設にも着目してみる必要があるのではないかと考えております。

この新東京タワーは、二〇一一年に廃止されますアナログ放送に代わる地上波デジタル放送用で、地上六〇〇ｍのタワーを建設する構想と聞いております。恐らく、このタワーが建設されれば、国内のみならず世界中から観光客が訪れ、そこから生まれる経済波及効果は墨田区のみならず計り知れないものがあると考えられます。もし、このような施設が押上・業平橋駅周辺地区に建設が可能であるとするならば、地元の皆様をはじめ区内の商工団体にも働きかけ、新東京タワーの誘致について、大規模地権者であります東武鉄道を中心にこの度結成されました押上・業平橋駅周辺地区まちづくり協議会に要請してみたいと考えております。

新タワー建設の最終候補地となったことにより、この区画整理事業は、新タワーを中心にした観光地づくりという性格が色濃くなりました。

図1—2：新東京タワーのデザイン案

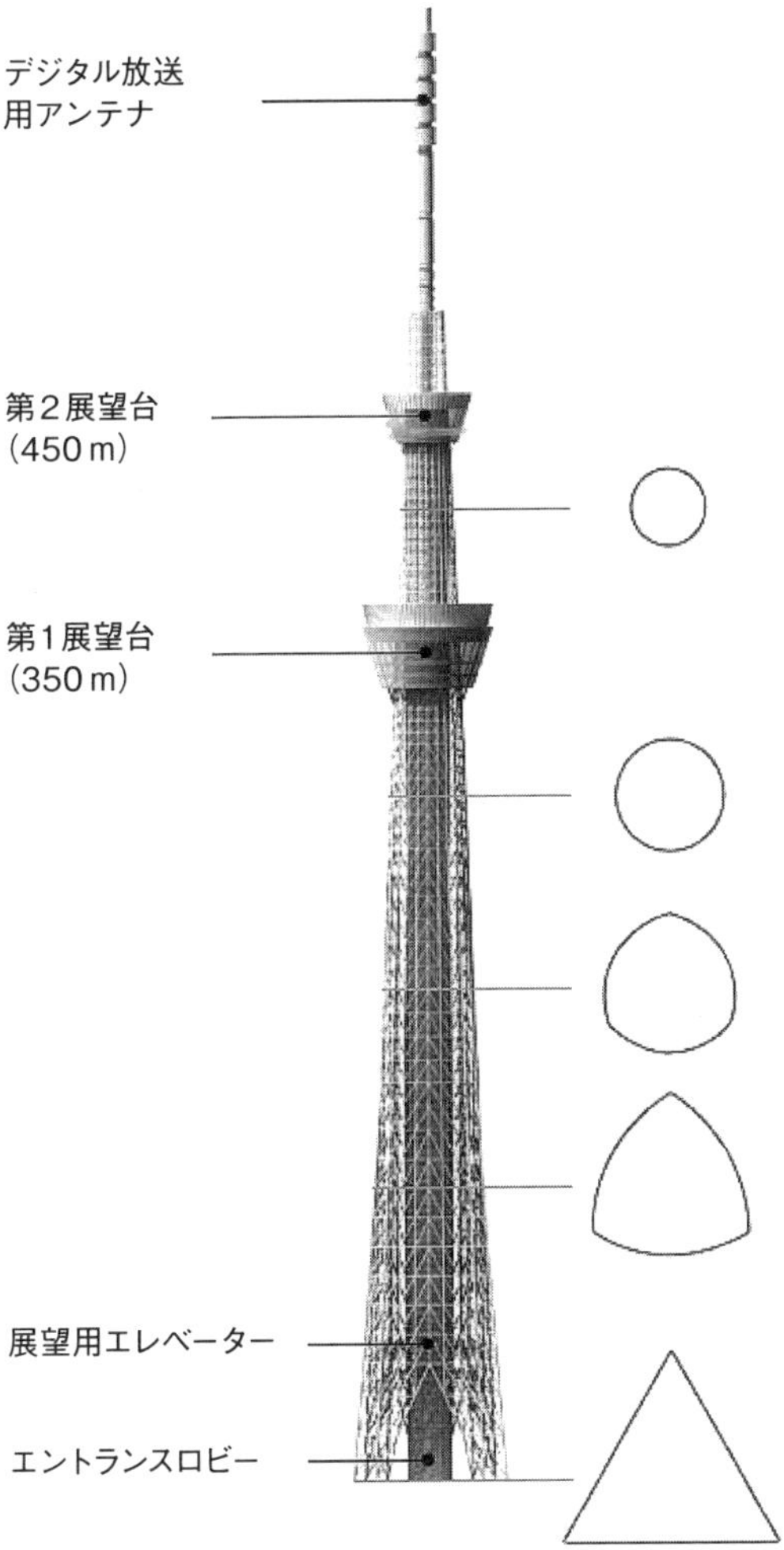

※右列は、タワーの断面の形
（新東京タワーのウェブサイト http://www.rising-east.jp/about/newtower.html）

新タワーのデザインと設備

新タワーには、第一展望台（高さ三五〇m）と、第二展望台（同四五〇m）の二つの展望台を設けるとのことです。

東武鉄道と新東京タワー株式会社は、彫刻家の澄川喜一さん（「そりのあるかたち」で知られる）、建築家の安藤忠雄さん（サントリーミュージアム、表参道ヒルズなどを設計）に、新タワーのデザイン監修を依頼し、〇六年十一月、新タワーのデザイン案を公表しました（図1―2）。

新東京タワー株式会社は、このデザインについて「シルエットは、伝統的日本建築などにみられる『そり』や『むくり』を意識しています。頂部から足元に向かって変化するしなやかな曲線が、タワーに凛とした佇まいと優美な雰囲気を生み出します」「タワーの足元から頂部へ視点を移すと、基本となる造形が三角形から円形へと変化しているのに気づかれるでしょう。見る角度や眺める場所によって多彩な表情を持たせることで、他のどの都市にもないオリジナリティあふれるランドマークにもなります」と説明しています（新東京タワーのウェブサイトhttp://www.rising-east.jp/about/design.html）。

新タワー周辺の開発

新タワー建設予定地を含む周辺一帯の土地区画整理事業により、事業区域内の四分の三の土地を所有する東武鉄道は以下の通り、観光・商業・ビジネス機能のビルを新タワーに併設することを計画

図１—３：新東京タワーと周辺ビルの構成イメージ

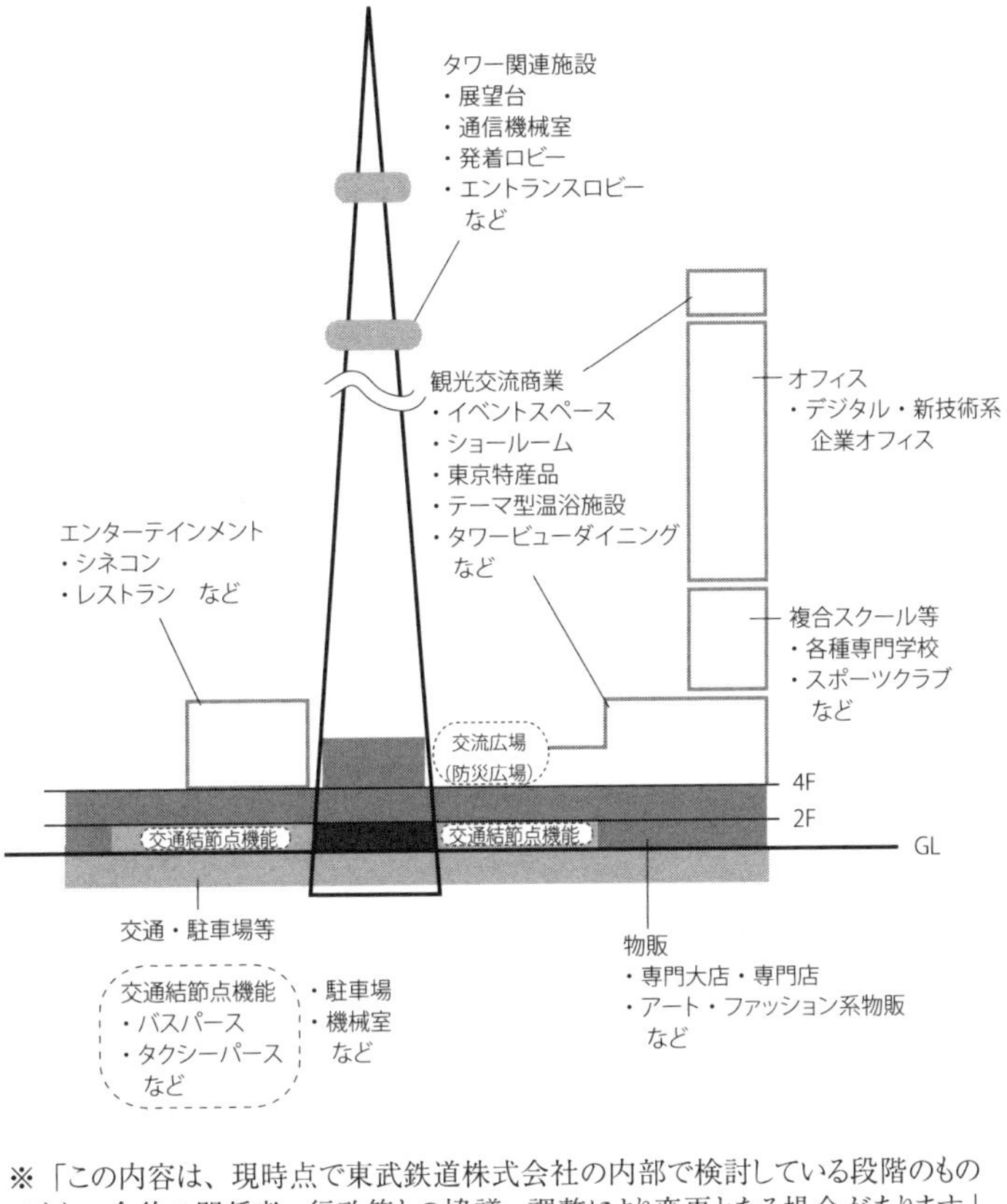

※「この内容は、現時点で東武鉄道株式会社の内部で検討している段階のものであり、今後の関係者・行政等との協議・調整により変更となる場合があります」との注記あり。
（東武鉄道、新東京タワー株式会社「業平橋・押上地区開発計画（案）」2006年11月）

しています（図1―3）。

・西側商業ビル（地上八階・地下三階）シネマコンプレックスやレストランなど

・新タワー〝足元〟のビル（地上七階・地下三階）タワー関連施設

・東側商業ビル（地上九階・地下三階）テーマ型温浴施設、イベントスペース、東京特産品など

・東側オフィスビル（地上二九階・地下三階）スポーツクラブ、専門学校、企業オフィスなど

四階までは各ビルが接続され、物販店などを配置し、地下一～三階には約一一〇〇台分の駐車場を設けます。延床面積は商業ゾーンが一〇万二〇〇〇㎡、オフィスゾーンが四万三〇〇〇㎡など、計二三万㎡にも達します（東武鉄道、新東京タワー株式会社「環境影響評価調査計画書　業平橋押上地区開発事業」二〇〇六年十二月、一〇頁）。

第2章　新東京タワーの経緯

地デジ開始と新タワー構想

多くの人々にとって「テレビ」という言葉から真っ先に思い浮かぶのは、地上波のアナログテレビ放送のことでしょう。テレビ放送には、「衛星（BS、CS）放送」「ケーブルテレビ（CATV）」なども ありますが、テレビ受信機（いわゆる「テレビ」）とアンテナさえあれば、だれでも無料で見られる身近な放送が、アナログテレビ放送です（NHKは「有料」ですが、受信料を払わなくても見ること自体は妨害されません）。なお、「地上波（放送）」「地上デジタル放送」などについている「地上」は、衛星放送などと区別するための言葉で、電波の送信所が地上にあることなどを意味しています。

このアナログテレビ放送は二〇一一年七月二十四日までにすべて終了し、それ以後の地上波放送は、地上デジタル放送だけになるとされています。

テレビの画像や音声を「電気的な連続信号」として扱うのがアナログ放送で、「〇」と「一」に数値化して扱うのがデジタル放送です。放送がデジタルになると、画像が二重、三重になって見づらい「ゴースト」がなくなるなどのメリットがあるとされています。

アナログ放送終了後は、従来のテレビのままでは何も映らなくなります。テレビを見るためには、地デジ用のチューナーなどを買ってテレビに付けたり、地デジ対応の新しいテレビを買うなどの対応をとらなければなりません。

全国民のテレビを強制的に奪うにも等しい、この大胆な〝国策〟は、二〇〇一年七月二十五日施行の改正電波法で決められました。アナログテレビ放送停止期限の二〇一一年七月二十四日は、この法律の施行日の十年後です。

国は、地デジへの移行について、「高画質・高音質」「双方向サービス」などのメリットを挙げています。しかし、地上デジタル化政策には、メリットをはるかに上回る問題点があり、これは第5部で述べます。

地デジは二〇〇三年十二月一日、関東、中京、近畿の一部地域で始まりました。その後、順次視聴エリアを拡大し（UHF帯でテレビ放送を行っている地域の一部では、後述する「アナアナ変換」が終わらないうちに地デジを開始すると、アナログ放送と混信してしまうため、アナアナ変換の進捗などに合わせて視聴エリアを広げていきました）、〇六年十二月にはすべての都道府県庁所在地を含む地域で放送が開始されています。

地デジの放送内容は、アナログ放送のサイマル放送（同じ内容を同時に放送）です。

〇三年に地デジがスタートする前から、東京都内と埼玉県の各地で「新東京タワー（第二東京タワー）」建設構想が持ち上がりました。これは第4部で述べますが、地デジのために新タワーが必須というわけではないのです。「地域活性化」「観光の目玉」を名目に新タワーを建てたいと考える人たちが、世の中には大勢いるからです。

東京タワーを使用することに

埼玉県ではいち早く一九九八年五月、与野市（現さいたま市）にできる「さいたま新都心」への新タワー建設構想を進めるため、民間の研究会「さいたま新都心タワー建設構想研究会」が発足。同年十月には、新日本製鐵、セコム、日本電気システム建設、日立製作所、日本電線などが出資して「さいたまタワー株式会社」が設立され、「さいたま新都心タワー」（高さ五〇〇m）構想を打ち出しました（埼玉県新都市調整室など「さいたまタワー誘致の経緯」二〇〇四年三月）。

このほか、東京タワーを運営している日本電波塔株式会社が立案した東京タワー隣接地に建設する「新東京タワー」（高さ七〇七m）、東京都八王子市などが支援して多摩ニュータウンに建設する「多摩タワー」（高さ三七〇m）、JR東日本が計画した「新宿タワー」（高さ六〇〇m）が、名乗りを上げました。多摩タワーが他と比べて低いのは、標高が高い丘陵地帯に建てるので低くて済むからです。

地上デジタル放送開始にあたって、NHKと民放キー局（日本テレビ、TBS、フジテレビ、テレビ朝日、テレビ東京）の在京テレビ六社は九八年四月、「送信関連プロジェクト」を設置し、翌九九年一月に同プロジェクトの諮問を受けて発足した「タワー検討プロジェクト」が、これらの新タワー構想を検討しました。しかし、新宿と東京タワー隣接地は羽田空港国際空港化に伴い空路への妨げになることが問題視され、さいたま新都心と多摩は都心から遠くて家庭などの受信アンテナの向きを変えなければならないことなどが障害となりました。

結局、送信アンテナの発注期限となる二〇〇一年五月までに各地の新タワー構想が具体化しなかったため、テレビ六社は新タワーではなく、東京タワーから地デジの電波を送信することにしました（梶一郎・東京放送技術局技術管理センターら「東京タワーの整備概要」『放送技術』二〇〇三年十一月）。

こうして、東京タワーに、地デジ用の送信アンテナが新設されました（図１―４）。新タワー構想が実らなかったため、さいたまタワー株式会社は、〇一年三月に解散しました。

テレビ各社が「秋葉原タワー」を希望

地デジ開始までに新タワーが間に合わず、東京タワーから送信することが決まりつつあった時期に、テレビ各社は、秋葉原に新タワーを建てたいと言い始めました。〇一年二月二日に『読売新聞』が「ＮＨＫと民放キー局五社は（略）、ＪＲ秋葉原駅（東京都千代田区）近くの都有地などに高さ六〇〇メートル級の世界最大規模の電波塔を作る『秋葉原タワー』案を採用することで、技術的な合意に達し、最終調整に入った」と報道。同月二十三日の記者会見で、フジテレビの日枝久社長が「航空法や環境問題などから選ぶと秋葉原の都有地が有力だ」（『産経新聞』二〇〇一年二月二十四日）と発言しました。

当時ＪＲ秋葉原駅周辺では、旧国鉄の秋葉原駅貨物駅跡地や都の神田市場跡地を中心とした約二四haの地区で、土地区画整理事業が進められていました。都有地があり、羽田空港への航空進入路に影響を与えず、東京タワーから近いので受信アンテナの向きを変える数が少なくて済むことなどから、テレビ各社が秋葉原に目をつけたようです。

図1—4：東京タワーのアンテナなど

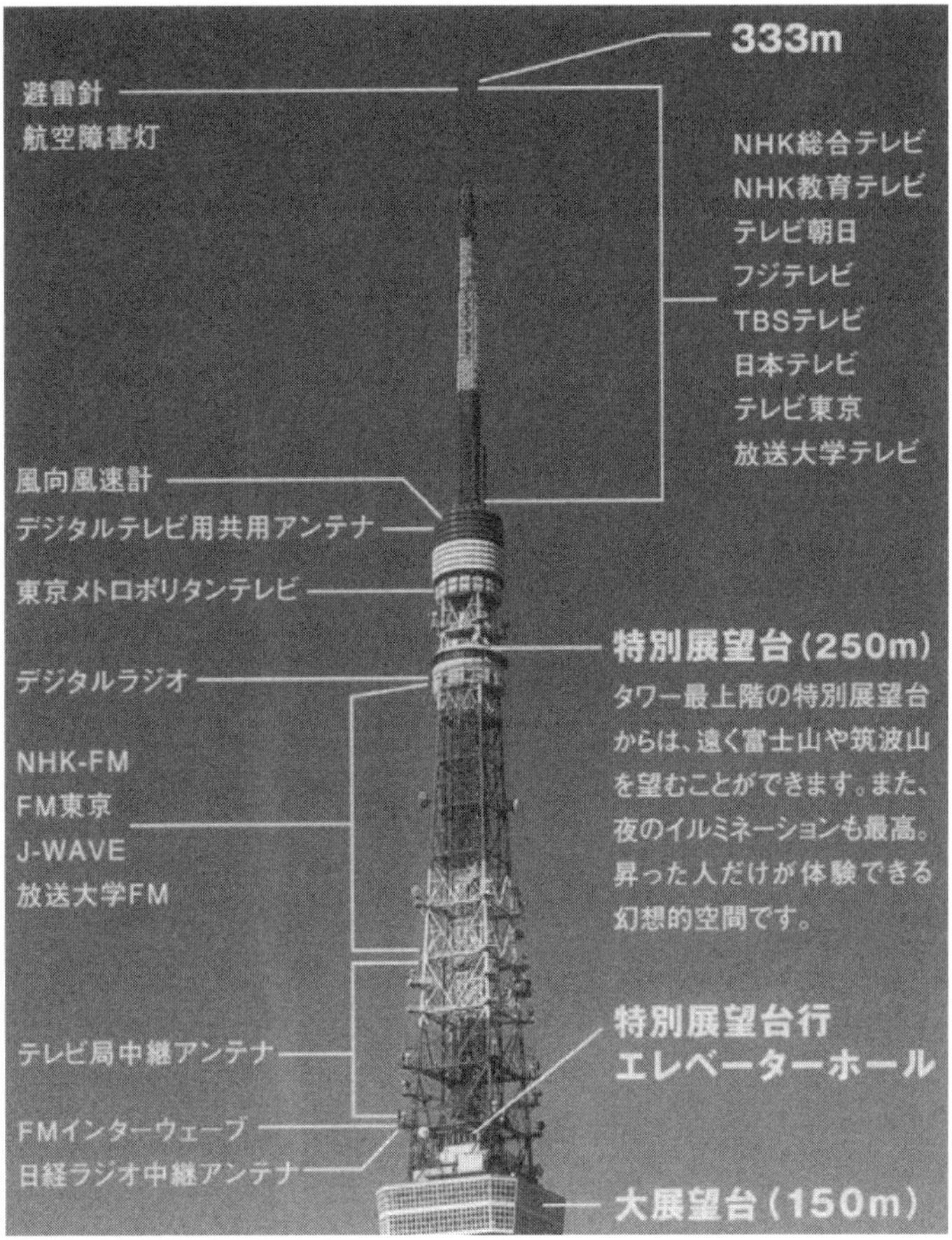

（東京タワーのリーフレットより）

地元の「秋葉原再開発協議会」は、この動きを歓迎し、新タワー誘致を決めました。

新タワーで電子機器に電波障害の恐れ

秋葉原タワー構想について、石原慎太郎都知事は当初は「タワーは秋葉原の新しい名所になる」と前向きでした（『日刊建設工業新聞』二〇〇一年二月五日）。

しかし結局、東京都は「秋葉原地区におけるテレビ塔については、多くの問題があり、建設に協力することは困難である」との結論を出しました。秋葉原タワー誘致を決めた地元は猛反発しましたが、都はその理由を、概ね次のように説明しています（東京都産業労働局「地上テレビジョンのデジタル化に伴うテレビ塔について」二〇〇一年五月十五日）。

①　秋葉原地区はＩＴ関連産業の拠点として整備が進められているが、テレビ塔を建設する場合には、これまでの計画の全面的な見直しが必要となり、相当な期間を要する。

②　ＮＨＫ技術研究所の「秋葉原タワーの直下における電子機器への妨害実験」の結果によれば、高感度の受信機では、ノイズ等が発生する懸念があり、この検証が必要。

③　ＪＲ秋葉原駅の改修、テレビ塔専用駐車場の整備等、混雑解消のための都市基盤整備が必要となるが、その財源確保の見通しが現時点ではない。

電子機器へのノイズなどの障害については、東京都参与（都政の様々な課題について専門的な立場から知事に助言・進言を行う非常勤の特別職。「都政について高い識見を有する者」のうちから、知事が選任）で元松下通信工業常務の唐津一・東海大学教授（当時。その後、名誉教授）が指摘したことから、論点になりました。唐津教授は、新聞に次のように寄稿しました（『電波新聞』二〇〇一年五月十五日）。

秋葉原の頭の上で、デジタル放送の電波をばらまかれると、その真下では感度のよい受信機や各種の精密機器、特に微妙な測定器に妨害が入って使えなくなることが目に見えるのである。

そこで早速、東京タワーの真下に受信機を持っていって、スイッチを入れてみたら物凄いバズ音（ノイズ）でまるで使い物にならない。その後、ＮＨＫでキチンとデジタル電波を出したときのシミュレーションをして測定してもらったら、やはり高感度の受信機ではノイズで全く受信不能という場合がでてきた。

しかもＮＨＫではこの実験現場のビデオまで、撮影して皆に説明してくれた。（略）

秋葉原タワーの計画は絶対止めてもらいたい。

筆者がＮＨＫに電話して問い合わせたところ、「秋葉原地区に新タワーを建設した場合、その直下では電子機器に影響があるのではないかという指摘を唐津教授から受けた。そこで在京民放とＮＨＫで構成する『関東広域六社送信関連プロジェクト』が秋葉原タワーを想定した妨害実験を実施し、影響がないことを確認した」（視聴者コールセンター）と、東京都や唐津教授とは異なる説明をしました。

筆者はＮＨＫに対して、この実験について情報公開を請求しましたが、「（実験は）在京民放五社とＮＨＫで構成するプロジェクトで実施したものです。この実験内容および結果を示す資料につきましては、開示した場合、当該在京民放五社およびＮＨＫの今後の事業活動に支障を及ぼすおそれがあるため、ＮＨＫ情報公開規程第八条第一項第一号および第四号に定める不開示情報に該当し、開示することが出来ません」（ＮＨＫ、筆者あて「文書不開示のご連絡」二〇〇七年三月二十日）という、公開拒否の回答が送付されてきました。秋葉原タワーという消えた構想についての実験でありながら〝今後の〟事業活動に支障を及ぼすおそれがあるとは、かなり意味深長です。

テレビ各社が都へ要望書

東京都が秋葉原タワーを「断念する方針を固めた」と報じた新聞記事は、「五〇〇億円とも言われる多額の建設費の負担問題が（略）あり、構想は事業主体が決まらぬまま宙に浮いた状態となっている」（『日本経済新聞』二〇〇一年五月十七日）として、建設費を出す者が現れなかったことが背景にあると解説しました。

この新聞報道から約二週間後の五月三十日、ＮＨＫの海老沢勝会長と日本民間放送連盟の氏家齊一郎会長は連名で、石原都知事あてに「都心における超高層タワーの必要性に関する要望書」を提出しました。そこには「今後、首都東京の都市整備計画を決定されるにあたりましては、〝東京都を「世界ＩＴ革命の先進基地」として開発する〟との知事のお考えに欠かすことのできない、都心における超高層タワーの建設につきまして、格別のご高配を賜りたく、よろしくお願い申しあげます」と書かれています。この要望書は「秋葉原」を含め、具体的な新タワー建設地について何も触れていません。東京都が秋葉原タワーへの協力を拒んだことに危機感を持ったテレビ各社が〝次の機会にはぜひご協力を〟という趣旨で出したのでしょう。

新東京タワー候補地の中で、テレビ各社のほうから〝ここが良い〟と積極的に発言があったのは、この秋葉原だけです。他はすべて、誘致したい地区のほうから手を挙げて、それをテレビ各社が吟味する形でした。墨田区を含む全候補地の中で、テレビ各社にとってはおそらく秋葉原がベストだったのでしょう。

地デジ開始と誘致合戦再開

〇三年十二月一日、地上デジタル放送が始まり、東京タワーからも地デジ電波の送信が始まりました。その直後の十二月十七日、在京テレビ六社は「新タワー推進プロジェクト」を発足させると発表し、「二〇一一年に予定されている、アナログ放送停止までのデジタル放送全般の幅広い普及と、デジタル放送特有の機能の有効活用を図るためには、六〇〇メートル級新タワーの有効性は高いとの共通認識に達しました」と表明しました。自分たちが金を出すのは嫌だが、やはり新タワーがあったほうが良い、とテレビ各社が考え、各誘致団体を競わせることによって、テレビ各社にとってより良い条件で新タワーを建てさせる意図だったと言えます。

これを契機に、各地で新タワー誘致合戦が再開しました(表1―1)。

一度挫折した埼玉県では、〇四年一月に上田清司知事が新タワー誘致を表明。三月には、埼玉県、さいたま市、経済団体、埼玉県選出国会議員、地元議員らが発起人となり「さいたまタワー実現大連合」(総代表・石原信雄元内閣官房副長官)を発足させ、〝官主導〟による一大運動を展開しました。

台東区では、地元経済団体など七団体が、秋葉原タワー構想が消えた直後という早い時期(〇一年十一月)に、すでに「新東京タワー区内建設誘致に関する準備会」を設立していました。当初は上野公園などへの誘致を検討しましたが、公園法の規制などから困難とされ、「隅田公園周辺」へ変更しました。台東区役所は誘致運動に積極的には参加せず、さいたま市とは対照的に〝民主導〟の運動でした。

足立区は〇四年三月、区役所内に「第二東京タワー誘致検討プロジェクトチーム」を設置。六月、候補地として区内の東六月地区などをテレビ各社側に提案しました。

豊島区は、ＮＰＯ法人「東京アーバンクリエイト二一」（理事長・渡辺輝東京商工会議所豊島支部会長）が、サンシャインシティ隣の造幣局東京支局の敷地を想定しての誘致を検討し、区へ協力を呼びかけました。〇四年九月になって、区、地元企業など九団体による「新東京タワー事業化準備委員会」（委員長・水島正彦助役）が発足し、官民挙げての誘致活動を始めました。

墨田区は同年十一月二十五日、山﨑昇区長が墨田区議会本会議で新タワー誘致を初めて表明しました。練馬区と並んで、もっとも遅いほうの誘致表明でした。十二月には、墨田区長ら五者（東京商工会議所墨田支部会長、墨田区商店街連合会会長、地元町内会長二名）の連名で、新タワーについて「積極的な取り組み」を求める要請書を東武鉄道に提出。翌〇五年一月には、墨田区などが「新タワー誘致推進協議会」（会長・坂田秀男東京商工会議所墨田支部会長。事務局・墨田区拠点整備課新タワー誘致推進担当）を組織しました。そして同年二月、東武鉄道が、新タワーについて事業主体として取り組む旨、表明しました。

一方、新タワーができれば、放送各社からの賃貸料収入の多くを新タワーに奪われてしまう東京タワー側は危機感を募らせました。東京タワーを運営する日本電波塔株式会社は「現行でも十分デジタル放送に対応できる」と、新タワー構想を牽制しました（共同通信、二〇〇四年四月二日）。

表1—1：新東京タワー立候補地

	誘致開始	候補地	誘致主体
台東区	2001/11、新東京タワー区内建設誘致に関する準備会結成	未定（隅田公園周辺）	新東京タワー区内建設誘致に関する準備会
さいたま市	2004/1、埼玉県知事が誘致表明	さいたま市中央区	埼玉県、さいたま市、さいたまタワー実現大連合
足立区	2004/3、区役所内に第二東京タワー誘致検討プロジェクトチーム設置	舎人地区 東六月地区（ニッポン放送の野球場など）	足立区、足立区議会新東京タワー建設促進議員連盟
豊島区	2004/9、新東京タワー事業化準備委員会が発足（それ以前は商工団体等が誘致活動）	東京都豊島区東池袋4-42	新東京タワー誘致推進協議会、新東京タワー事業化促進豊島区議員連盟、新東京タワー事業化準備委員会
墨田区	2004/11、墨田区長が表明	東京都墨田区押上1	墨田区、新タワー誘致推進協議会、東武鉄道
練馬区	2004/12、新東京タワー誘致推進協議会が表明	東京都練馬区向山3としまえん内	新東京タワー誘致推進協議会

※さいたま市以外は東京都
（『日経アーキテクチュア』2005年3月7日、その他各報道から作成）

第一候補に墨田区、第二候補さいたま市

テレビ六社による新タワー推進プロジェクトは、誘致を行っている各地について、新タワーによる電波のカバーエリア、特にワンセグ（携帯電話など移動端末向けの地デジ放送）の受信可能エリアや、新タワー移行によって受信アンテナの調整が必要になる世帯数などの技術面の評価について、都竹愛一郎・名城大学教授に依頼しました。

同プロジェクトはまた、都市計画、建築構造、防災、環境、観光などの面から各候補地を比較するためとして、〇四年十二月、「新タワー候補地に関する有識者検討委員会」（委員長・中村良夫東京工業大学名誉教授）を発足させ、検討を依頼しました。

これらの検討結果に基づき、テレビ六社は〇五年三月二十八日、新タワー建設地の第一候補に「墨田・台東エリア」（建設地「押上・業平橋駅周辺地区」）を、第二候補に「さいたま新都心」を、それぞれ選定しました。

墨田区は、区長が誘致を表明してから、わずか四カ月で、第一候補に選ばれたのです。

落選した他の誘致場所は、最後発の墨田区が第一候補になったことにショックを受けた、と次のように報道されました（『東京新聞』二〇〇五年三月二十九日）。

台東区商店街連合会の石山和幸会長は「五年間にわたる運動だったのに……」と落胆。（略）テレビ各局は候補地を「墨田・台東エリア」と名付け、墨田区に対し、台東区に協力を呼びかけるよう求めているが、区幹部は「地元の気持ちを考えれば、現時点で墨田区に協力するとも言い

づらい」と話した。

足立区（略）清水忠経済観光課長は「観光バスの駐車場や道路の混雑緩和など、開発計画の提案はうちが一番と思っていたが……。区民から約二五万人の署名が集まるなど期待も大きかったのに、残念」と話していた。

豊島区とサンシャインタワーなど地元の一〇法人でつくる「新東京タワー事業化準備委員会」のメンバーは選定結果の報告を、一様に「信じられない」という表情で聞いたという。（略）同区総務課の担当者は「うちは地盤が強固で災害リスクがどこよりも低い。さらに商業施設が集まっていて、集客力が備わっている。なんで海抜ゼロの墨田なのか」とあきらめきれない様子。三十一日に準備委員会を開き、公開質問状を出すかなどを話し合うという。

一方、練馬区は商工会議所など地元約六〇団体で構成する「新東京タワー誘致推進協議会（奥山則男会長）」が主体になって運動を続けてきた。選定結果を受け、副会長の山田忠義さんは「よりにもよって東京のはずれの墨田とは。これで満足、納得できる都民はいない」と興奮をあらわに話した。同協議会は撤回と再考を求める文書を郵送で提出。「防災面から地盤や地質、海抜を重視すべきだ」などとして建設予定地の再考を求めている。

墨田区に付けられた条件

有識者検討委員会は「墨田・台東エリア」を選んだことは選んだものの、同エリアを含めたすべての候補地とも不満だったようで、答申には次の通り書かれています（参照文献1、二頁）。

今回の候補地の事業計画を精査してみると、いずれも不十分であると言わざるをえない。これは交渉の優先性をあたえられた候補地にあっても同様である。それは電波条件のほか事業採算、土地取得などの必要条件のいくつかにおいて、なんとか比較優位に立ってはいるものの、タワー敷地内に立地する商業施設、オフィス、住宅などを組み合わせた複合的な文化生成力については、いずれも味が薄く、まして界隈の都市的香気や歴史的意味をどのように吸収しつづりあわせて、いかに都市を裁ちなおすかについては未熟としか言いようがない。

そうだったら、すべて不合格にして、候補地なしと答申すれば良かったのに、と筆者は思います。ともかく、有識者検討委員会は「墨田・台東エリア」を選びましたが、次の通り条件を付けました（文献1、一〇頁）。

・条件一、隅田川をはさんだ台東・墨田両区の市民・行政が一体となった、観光や様々なまちづくり活動の支援・推進が図られること

・条件二、地元住民の受け入れがあること

・条件三、都市防災に関するさらなる行政支援がなされること

有識者委員会がこれら三条件を付けたのは、建設地として墨田区にはこれらの不安があるからです。答申は「現在のところこの地区は集客の点では空白の孤立地であ」る（ので台東区の一大観光地である浅草などの力を借りねばならない）（文献1、二二頁）、「提案発表から短い期間での選定のために地元の合意形成に対する課題」がある（文献1、一一頁）、「高潮水害の潜在ハザード地区」で「表層地盤振動による震害の増幅しやすい場所」（文献1、二二頁）――などと指摘しています。

繰り返しますが、そんなに問題があるなら、無理に墨田区を選ばず、「各地とも、もっと時間をかけて検討せよ」という答申にすべきだったのです。

現タワーも含めて検討

この答申を踏まえたテレビ六社が示した方針は、概ね以下の通りでした（テレビ六社による墨田区「誘致推進協議会」あて文書、二〇〇五年三月二十八日）。

・検討の結果、いずれの候補地も電波技術面でいくつかの検討課題を残しているとともに、有識者委員会の選定基準を全て満足する所はなかった。

・しかし、相対的に諸問題を最小限に抑えうる可能性のある場所として、有識者委員会の多数の意見を受け、「墨田・台東エリア（墨田区業平橋・押上地区）」を候補地として協議させていただくことにした。

・さらに、有識者委員会では、東京の震災時のバックアップ機能等を考え、都心から離れたご提案を推薦する複数委員の意見があったことを受け、「さいたま新都心」については、難視対策等技術的な検討を踏まえた上で、もう一つの候補地として協議させていただくこととした。

・本日現在、上記のような選定結果となったが、電波技術面でいくつかの検証課題を残しており、現東京タワーと比較考量の上、鋭意、検討を進めていきたい。

つまり、「墨田・台東エリア」「さいたま新都心」の二つの新タワー候補地に加え、「東京タワーをそのまま使い続ける」ことも含めた三つの選択肢について、どれがベストなのかをさらに検討することになったのです。

この動きを受けて、日本電波塔株式会社は、東京タワーの高さを現在の三三三mから三六〇mに伸ばし、地デジの送信アンテナの位置を約九〇m高い三五〇mにすることをテレビ各社に提案しました。新タワーを建設すれば五〇〇億円もかかりますが、東京タワーの改造なら約四〇億円で済むとのことでした（『日本経済新聞』二〇〇五年十月二十二日夕刊）。

航空法による規制の見直し

過去に各地において新タワー構想実現のネックとなった航空法の問題は、実は墨田区も無関係ではありませんでした。羽田空港に離着陸する航空機の安全確保のために高さ二九五mを超える建物などを建設できない区域に、墨田区のほとんどは含まれていました。

しかし、新タワー「第一候補地」が墨田区押上に決まった直後の〇五年四月、高さ制限区域が見直され、押上を含むごく限られた範囲のみが制限区域から除外され（国土交通省告示第五〇四号）、六一〇mのタワーの建設も可能になりました。

区域見直しに際して国土交通省には「航空法に基づく告示が改正されなければすみだタワーは建築することができないので、航空法に基づく告示の改正に反対する」などのパブリックコメントが寄せられました。これに対して国交省は、見直しは規制緩和の一環であり「新東京タワーの候補地選定とは一切関係ありません」（「東京国際空港の制限表面の見直し（昭和五九年運輸省告示第一五号の一部改正）に関するパブリックコメントの募集の結果について」二〇〇五年四月二十日）旨、回答しましたが、見直しの時期も区域も、すみだタワーにとってあまりにも都合が良いため、もし回答が真実なら、驚異的な「偶然の一致」です。

一年かかって「最終候補地」に

墨田区が「第一候補地」になってから五カ月後の〇五年八月二十五日、テレビ六社、墨田区、東武鉄道は、業平橋・押上地区における「新テレビ塔の建設地決定に向けて、円滑に協議を進める」ことを目的に、「建設地決定協議のための三者間確認書」を締結し、次の内容などを確認しました。

・有識者検討委員会答申で示された三条件や、本件プロジェクトの進め方などを中心に協議する。
・新タワーの運用開始時期を、地上波テレビ放送がアナログ放送からデジタル放送へ全面的に切り替わる二〇一一年を目標とする。
・テレビ各社は、候補地の最終決定及び本件プロジェクトの遂行についての最終決定時期の目途を〇五年十二月末日とする。
・テレビ各社は、合理的理由がある場合には、その裁量により新タワーの建設候補地の変更又は新タワーの利用の中止もしくは延期をすることができる。
・東武鉄道は、合理的理由がある場合には、その裁量により新タワーの建設の中止又は延期をすることができる。

ここに示された通り、三候補から一つを選ぶ最終決定時期の目途は「〇五年十二月末日」でした。ところが、この日までに結論を出すことが出来ず、〇六年三月末日まで延期されました。その期限ぎりぎりの三月末日にようやく、テレビ六社は墨田区と東武鉄道あてに〝墨田区を選ぶ〟と通知しました。その概要は、次の通りです（テレビ六社「新タワー建設最終候補地の選定について」二〇〇六年三月三十一日）。

・有識者検討委員会答申で示された三条件について、墨田区と東武鉄道からの説明と資料を検討させていただいた結果などから、「墨田・台東エリア（建設候補地として墨田区業平橋・押上地区）」を新タワーの最終候補地として選定させていただく

・今後、新タワーの具体的な建設計画、利用条件等について東武鉄道と協議を継続させていただくと同時に、防災面でのより一層の対策等について墨田区をはじめとする関係者と協議させていただく

・墨田区、東武鉄道や、台東・墨田両区の皆様方のご努力とご支援に感謝申し上げるとともに、引き続き、有識者委員会で提言されている「都市文化の創成拠点」と「三条件」実現のため、さらなる努力と取り組みをお願いする

テレビ六社側は、墨田区を「最終候補地」と表現しました。一方で、墨田区と東武鉄道は、「新タワーの建設地が墨田・台東エリア（押上・業平橋地区）に決定しました」（墨田区、東武鉄道連名による広報文の表題。二〇〇六年三月三十一日）と発表しました。「最終候補地」と「建設地」では意味が異なりますが、記者会見でそのことを指摘された山﨑区長は「放送事業者からは、最終決定したが東武・行政と三者で今後協議しなければならないことがある、と話があった。後ろ向きな協議はあり得ないので『最終候補地』は『建設地』であると思う」と述べました（『ライブドア・ニュース』二〇〇五年

四月三日、http://news.livedoor.com/article/detail/1821965/)。

「最終候補地」の決定まで一年もかかったのは、なぜでしょうか。新タワーの賃貸料などの条件について、東武鉄道とテレビ六社との間で協議が難航したことが考えられます。

なぜ墨田区が選ばれた？

いくつもの立候補地の中で、最後発の墨田区が勝ち抜いたのは、どうしてでしょうか。

有識者検討委員会は、墨田区の推薦理由を、次の通り述べています（文献1、一〇頁）。

> 東京都心東部の台東・墨田両地区は首都東京の大きく変化する都市風景の中で、唯一残された、江戸伝統文化の継承地であり、京都と並び日本の歴史遺産を国内外に提示できる地域である。タワー事業がトリガーとなって、この地区が新たな日本文化（江戸文化）再発見の観光拠点となって行くことは、東京の長期的なまちづくりにとって大きな意味を持つものであり、事業運営の基盤となることと想定しうる。合わせて、一見災害時の被害が推量されがちなこの地区に、防災機能を装備した施設を構築することは、行政および市民の必要にして有効な施策であり、放送の公共性公益性の側面を支援する重要な拠点ともなる。

　最終的には当該地区およびその周辺が、①タワーを中心としたまちづくりが進められる好機にあり、新たな情報発信の「都市文化の創成拠点」となる可能性を有していること、②歴史・伝統を有する数々の環境資産を有していること、③隅田川や周囲の観光資源にも恵まれ、これらを有機的につなぐ拠点となる可能性、④敷地規模や事業性の見通しの優位性から周囲への環境影響への対応が図られる余地を残していること、⑤行政および区民により防災まちづくり等の取り組み姿勢および実績、さらにはタワー建設が一層の防災拠点機能の強化につながると考えられること、⑥成田空港と羽田空港を結ぶ鉄道を含む複数路線の交通結節機能を有し、駅前広場を含む様々な機能増進が図られるなど、国内外の多くの来客を受け入れる条件を有すること、等多くの点で他の候補地に比較し優れていると評価した。

このような理由で選ばれた墨田区ですが、次のように、この理由は「表向き」でしかないとの見方もあります（『週刊ダイヤモンド』二〇〇五年五月十四日）。

放送局側は、「墨田・埼玉の優位は明らかだった」と本音を漏らす。「足立区、練馬区、台東区は用地のメドが立っていないし、豊島区は利用可能な時期や費用が不明だった」（放送局関係者）。「江戸伝承文化の継承」が表向きの理由となっているが、実際には低コストで確実に土地を確保できるか否かが明暗を分けたのだ。

そのうえで、墨田区とさいたま市の二カ所だけを比べれば、墨田区の優位も明らかだったと言えます。新タワー誘致の経緯を見ても、埼玉や多摩は、東京タワーが建っている「都心」からの遠さがネックだと繰り返し指摘されました。受信アンテナの向きを変える数や、新たな難視聴世帯数が、より多くなるからです。テレビ各社は、それらの対策のための費用負担を、できるだけ抑えたいのです。ＮＨＫと民放連が都知事あてに出した要望書のタイトルは「都心における超高層タワーの必要性に関する要望書」でした。テレビ各社にとって、新タワーは都心であることが重要でした（墨田区押上を「都心」と表現するのは違和感があるかもしれませんが、地図を見れば分かる通り「銀座」「大手町」などか

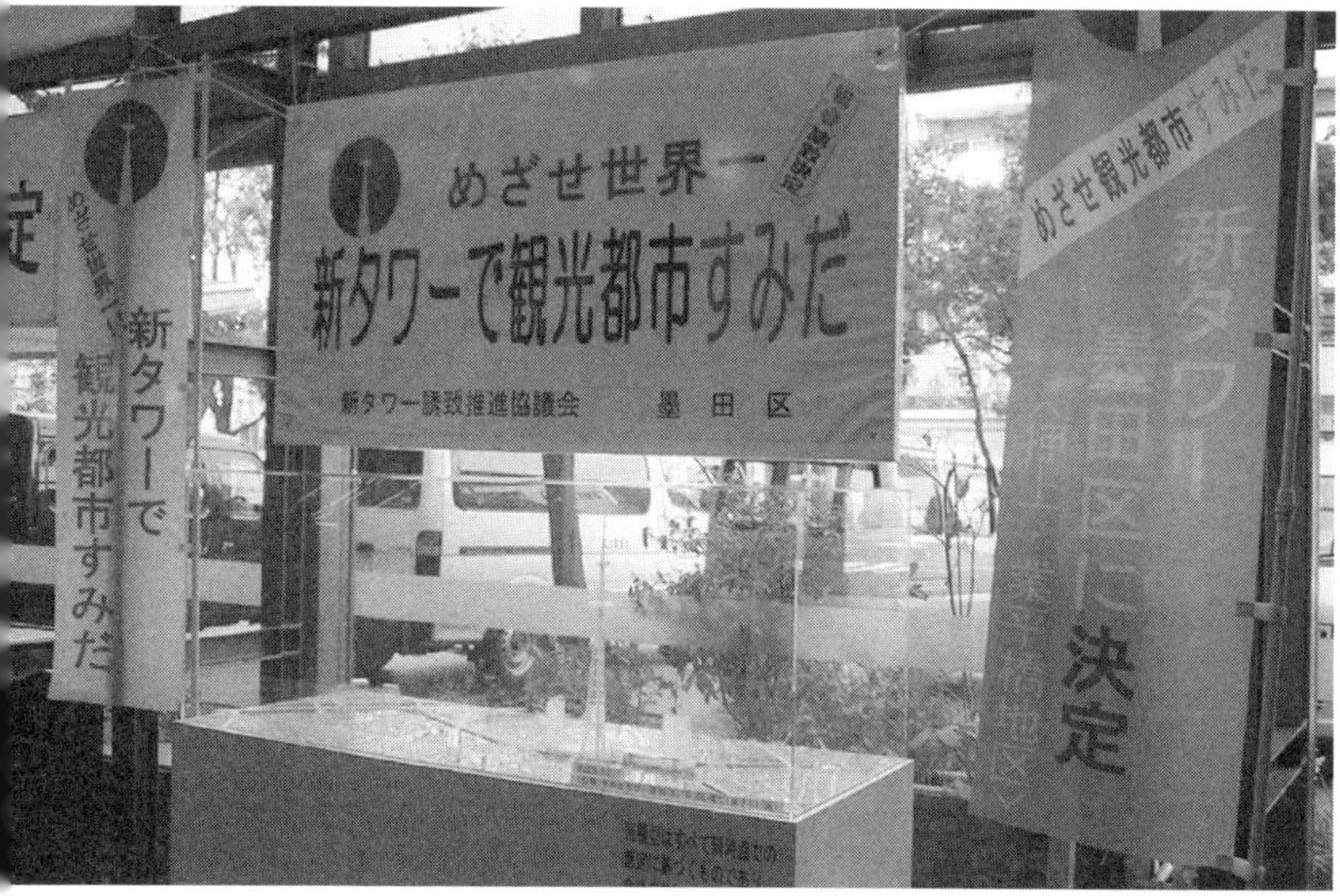
めざせ世界一
新タワーで観光都市すみだ
新タワー誘致推進協議会　墨田区
新タワーで観光都市すみだ
めざせ観光都市すみだ
新タワー墨田区に決定

写真1—3：墨田区役所ロビーに展示された、横断幕、旗、新タワーの模型
（2006年10月、筆者撮影）

らの距離は近いです）。

テレビ各社の幹部は三月三十日、上田清司・埼玉県知事を訪ね、さいたま市が新タワーの最終候補から漏れた理由について「混信が発生する世帯数が墨田・台東地区の約七倍の一四万世帯に及ぶことが最終検証で分かった」と伝えました。上田知事は「混信という技術的な問題が最初から明らかになっていれば、これほど誘致活動を長引かせなかった」と憤りを見せました（『日本経済新聞』二〇〇六年三月三十一日）。

新タワーへ動き出した墨田区と東武

さいたま新都心に勝った墨田区は、「めざせ観光都市すみだ」をスローガンに、新タワーを核としたまちづくりに邁進し始めました（写真1—3）。

墨田区は〇六年九月、新タワー建設地

とその周辺における新たな将来都市像を提示するという「押上・業平橋地区まちづくりグランドデザイン」を発表。また、墨田区の今後十年間（〇六～一五年度）の目指すべき将来像を描く「墨田区基本計画」を〇六年十二月に決定しました。

さらに、墨田区とゆかりの深い葛飾北斎の美術館を建設したり、新タワー予定地のすぐ脇を流れる「北十間川」を観光船が通行できるよう整備するなど、新タワーと連動した観光振興策を打ち出しました。〇七年一月には、新東京タワー関連事業に〇六年度からの十年間で七八億円を投じると発表しました。このことについては、第3部で述べます。

東武鉄道と新東京タワー株式会社も、新タワーのデザイン案を公表し、環境影響評価調査（環境アセスメント）計画書を〇六年十二月に東京都へ提出するなど、準備を進めています。環境アセスメントとその問題点についても、第3部で述べます。

テレビ各社とさらに交渉

墨田区と東武鉄道が新タワーへの準備に動き始めた時期に、テレビ各社の側は、目立った動きを見せていません。

前述の通り〇六年三月、墨田区と東武鉄道は墨田区が新東京タワーの「建設地」に決定したと発表しましたが、テレビ各社による表現は「建設地」ではなく「最終候補地」でした。筆者が〇七年一月、NHK広報部を取材した際に「現在、放送各社と新東京タワー株式会社による『利用予約契約』に向けて契約条件について交渉中であり、まだ新東京タワーへ移ると決まったわけではない。交渉が決裂すれば、東京タワーを使い続ける」と説明され、筆者は驚きました。

新タワーの最終候補地が墨田区に決まった当時、菅谷定彦・テレビ東京社長は記者会見で「（墨田区への）建設が決まったわけでなく、交渉のスタートと考えてほしい」と述べ、現東京タワーを使っていくこともあり得るとの考えを示していました（『毎日新聞』二〇〇六年三月三十一日）。〇七年一月に筆者が新東京タワーについての取り組みを民放各社に問い合わせたところ、テレビ東京からの回答は「在京放送事業者六社で構成されている『新タワー推進プロジェクト』とその傘下のワーキングで、各放送事業者間の意見調整や事業主体である新東京タワー（株）、また墨田区との協議を継続的に行っている。社内での取り組み（準備）体制は無い」というものでした。他社からの回答も、おおむね同様でした（日本テレビのみ取材拒否）。

墨田区が唯一の候補地となってから一年近くたっても、まだ「決まったわけではない」と説明するＮＨＫ。新タワーについて特に準備体制はないという民放各社。新東京タワー株式会社は「昨年（〇六年）三月に新東京タワーへ移っていただくことは放送各社と合意しています。放送各社との話し合いは順調に進んでいます」（二〇〇七年三月、筆者による問い合わせに対して）旨、説明していましたが、新タワー経営の前途多難が予想されます。

拙速な建設地の決定

〇四年十一月二十五日に、山﨑昇・墨田区長が区議会本会議で、新タワーの誘致を表明しました。墨田区が建設地の第一候補地と発表されたのが、翌年三月二十八日。この間、わずか四カ月でした。

区長の誘致表明以前に、新東京タワーの話は墨田区内にはまったくありませんでした。区民や議会へ事前の提案や説明もありませんし、区役所内で事前に検討チームなどが組織された経緯もありません。多くの区民にとって、新タワーは降ってわいたような話です。戸惑いを感じた方は多かったはずです。

高さ六〇〇m級のタワー建設という、地域に大きな社会的・経済的インパクトを与える事業については、そのメリットだけでなく、デメリットに関する情報もすべて示し、住民が参加して慎重に検討されてから誘致すべきです。しかし、実際は、そうではありませんでした。

〇五年二月二十四日の区議会で、高柳東彦区議（共産党）は、次のように質問し、誘致の進め方を批判しました。

区長自身も、十七日の施政方針説明で「この新タワー誘致が実現いたしますと、これまでの本区のまちづくり、環境、観光をはじめ、すべての施策を再構築することが求められることになります」と述べています。これだけの重大問題であるにもかかわらず、議会にも区民にも十分な説明もないまま誘致運動が進められていることは絶対に容認できません。区民に対しても、議会に対しても、きちんとした判断を仰ぐべきではありませんか。区長は、このような進め方に問題はないと考えているのか、新タワー誘致について、全区民的合意が図られていると考えているのか、答弁を求めます。

これに対し、山﨑区長は、以下の通り答弁しました。

誘致表明後、議会はもちろんのこと、区内の商工団体、地元の町会をはじめ、さまざまなところで機会あるごとにお話をさせていただき、また区のお知らせでも区民の皆様にお知らせをしたところでございます。そして、多くの方々にご賛同をいただき、町会・自治会、商店会、区内商工団体等が主体となって新タワー誘致推進協議会が発足し、また、こうした動きに呼応し、区議会においても新タワー誘致促進議員連盟を発足していただいているというふうに認識をしております。

区長の答弁の通り「新タワー誘致推進協議会」には、区内の各町会・自治会なども名目上は参加していました。しかし、区民（町会員）のすべてが、日常的に町会などの活動に参加できるわけではありません。さらに、誘致推進協議会の事務局は墨田区役所内に置かれ、事務作業などの大部分は区職員が行ったといいます。実質的には墨田区役所と一部関係者のみによる誘致活動でした。

また、区長は「区のお知らせでも区民の皆さまにお知らせした」と答弁していますが、区が広報に新タワー誘致について掲載したのは〇五年二月が初めてで、「第一候補」になるわずか二カ月前であり、時期的にも内容的にも「十分な説明」とは言えないものでした。

このように住民の意思を無視した進め方について、納得できないという区民は、少なくないはずです。共産党区議団は、各一般新聞にアンケート用紙と返信用封筒を折り込む形で区内五万世帯を対象に「区民アンケート」を行いました。その中間集計（回答数約八〇〇）の結果によると「墨田区は、新タワーを起爆剤に『国際観光都市すみだ』をめざすとしていますが、どう思われますか」との設問への回答は、賛成三九・三%、反対二六・二%、わからない二九・四%でした（「日本共産党すみだ区議団ニュース第三七一号」二〇〇七年一月十五日）。反対している区民もかなり多いことがうかがわれます。

「新東京タワー（すみだタワー）を考える会」が〇六年十月に開いた講演・報告会に参加した住民の一人は「私は墨田区で生まれて育って住んでいるが、新東京タワーは、いったい誰が最初に言い出したのか。墨田区に住んでいる人たちからの要望で、新タワーが提案されたわけではない。タワーが出来れば景気が良くなって地元が潤うという宣伝をいっぱいしている。実際に地元に住んでいる私にしてみれば、絶対ここは地盤も悪いし、電磁波の（健康影響の）ことも前から少しは聞いていた。墨田区民を犠牲にしてタワーを造って東武がもうかって、放送会社がもうかって、地元の商店は全部つぶれて、生活が成り立たなくて、結局移転せざるを得ない人も中には出てくるかもしれない。一時的には確かに観光客は増えるかもしれないけど、（観光客は）熱しやすく冷めやすいから、今の東京タワーみたいに来るはずがないと思う」と、不安と不満を表明していました。

最後まで墨田区と争った、さいたまタワー実現大連合総代表の石原信雄さんは、雑誌のインタビューに対し、「二〇一一年までの建設という時間の制約があったため、焦りがあったのではないかと思います。しかし、だからといって防災の問題を軽んじるわけにはいきません。これから数十年も使用するタワーなのですから、もっと時間をかけて議論すべきだったと思っています」（『日経ビジネス』二〇〇六年五月十五日）と述べました。「もっと時間をかけて議論すべきだった」という指摘については、その通りだと思います。

「タワー賛成」でなければ区民にあらず？

新東京タワーの建設地として墨田区を推薦した有識者委員会は、その条件の一つとして「地元住民の受け入れがあること」を挙げました。テレビ各社は、墨田区を最終候補地に選んだ時の通知文書の中で「引き続き（略）『三条件』を実現するため、更なるご努力と取組みをお願い申し上げる次第です」（テレビ六社、前掲文書）と求めています。

「地元住民の受け入れ」を「実現」するためには、地元住民への情報公開、説明、議論が不可欠です。墨田区も表向きには「地域住民への情報提供については、新タワーの建設候補地として決定したことから、地元や各種団体等で組織された建設推進協議会をはじめ、広く区民の皆様へお知らせしていきたいと考えております」（文献4）と述べています。

墨田区が最終候補地に決まって以降は、誘致推進協議会は、「新タワー建設推進協議会」に衣替えしました。この協議会による報告会（〇六年十月）やシンポジウム（同十一月）には、新東京タワー株式会社や東武鉄道の担当者も出席して一定の説明は行いました。しかし、推進協議会に入っていない者は、これらの催しに参加できません。筆者も墨田区役所の担当者へシンポジウムに出席したい旨伝えましたが、「だれでも参加できるようにすれば、会場に入りきれなくなる」などの理不尽な理由により参加を拒否されました。

良かれ悪しかれ地域に大きなインパクトを及ぼすことが予想される事業であるにもかかわらず、新タワーの情報がほとんど伝わってこないことに不満を感じている墨田区民は少なくないというのが、筆者の印象です。

墨田区は「めざすべき墨田区の将来の姿と協治（ガバナンス）のみちすじを示すもの」として、「墨田区基本構想」を〇五年十一月に策定しました。それを説明するパンフレットには「基本目標五区民と区が協働で『すみだ』をつくる」という項目があり、「区は、区民と区政情報を共有するなど、透明性の高い開かれた区政を展開していきます。」と書かれています。新タワーについての墨田区の対応は、自ら策定したこの基本構想と矛盾します。もしくは「区の施策に賛成しない者は区民ではない」と墨田区は本音では考えているのでしょうか。

第２部　新東京タワーの電波は大丈夫か？

第1章　電磁波による健康影響の研究報告

新東京タワーが出来れば、地上デジタル放送の「電波」が常時発信されます。この「電波」は「電磁波」の一種です。現在、電磁波の健康影響についての関心が高まっています。地元住民の反対によって携帯電話の中継基地局の設置が中止されたり、訴訟になるケースが全国で相次いでいます。その一方で、国や電力会社、携帯電話会社などは、電磁波は危険ではないと主張しています。

新東京タワー建設によってもっとも懸念される問題の一つである電磁波問題は重要なので、「そもそも電磁波とは何か」というところから見ていきます。そして、電磁波の安全性・危険性について、様々な立場の人々がどのように言っており、実際に何が起きているのかを見ていきます。

電磁波とは

一般的には「電磁波」という言葉がよく使われますが、物理学分野では「電磁場」という言葉が、工学・産業分野では「電磁界」という言葉が、それぞれ用いられます。どの言葉も、だいたい同じ意味です。

図２―１：電磁波の波

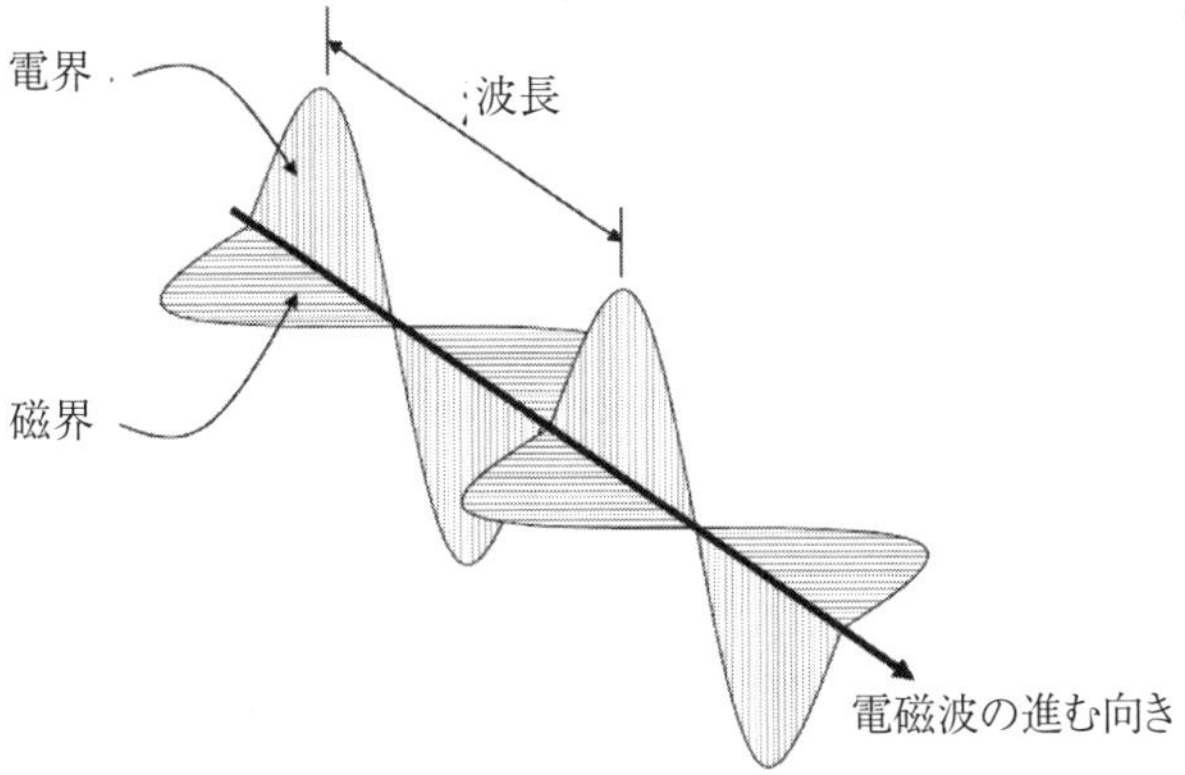

目に見えない電磁波についてイメージするのは、なかなか難しいことです。国立環境研究所のウェブサイトでは「電磁波とは、電界（電気の力が働く場）と磁界（磁気の力が働く場）の大きさと向きが、時間とともに周期的に変わり、その変化が遠くまで伝わるような波です。水面にできた波が、高さを刻々と変化させながら伝わっていくのと似ています」（http://www.nies.go.jp/escience/denjiha/p1/p1.html）と説明されています。

図２―１は、電界（電場）と、磁界（磁場）が波になって伝わっていく様子をイメージしたものです。水面の波は平面ですが、電磁波は電場と磁場が垂直になっている立体的な波です。波の一周期の長さが、電磁波の「波長」と言われるものです。また、一秒間に何周期するかを表したのが「周波数」です。

電磁波は、光と同じ速度（光も電磁波の一種）で、秒速約三〇万kmなので、

波長×周波数＝三〇万km

という関係になります。

電場と磁場

電場とは、電気の力が働く場のことです。プラスチックの下敷きで髪の毛をこすってから少し持ち上げると、髪の毛が逆立ちますが、これは下敷きにマイナス電気が集まり、髪の毛がプラスに、下敷きがマイナスに帯電するためです。電気のプラスとマイナスが引き合う力（プラス同士・マイナス同士なら反発する力）が働いている空間を、電場と言います。

また、磁石にはN極とS極があり、同じ極同士は反発し、違う極同士は引き合いますが、そのような力が働いている空間を磁場と言います。

鉄の釘に導線を巻いて電流を流すと、鉄の釘は磁石になります。このことから電場が磁場を作ることが分かります。また、導線のコイルの中に磁石を素早く出し入れすると導線には電流が発生することから、磁場の変化が電場を作ることが分かります。

私たちが電灯や家電で利用している電気は交流（プラスとマイナスが周期的に入れ替わる）で、その周波数は、東日本が五〇Hz（ヘルツ）、西日本が六〇Hzです。電線に交流電気を流すと、それによって起きる磁場の変化が新しい電場を作り出し、その電場がさらに新しい磁場を作り出し……ということが繰り返されることによって、電磁波が発生するのです。

電磁波の種類

表2―1は、電磁波を周波数の高低によって分類したものです。

表2—1：電磁波の種類

	周波数（波長）	分類		種類・呼称	用途・説明
高	30PHz～ （～10nm）	電離放射線		ガンマ線	医療、材料検査
	30PHz～ （～10nm）	電離放射線		エックス線	医療、材料検査、レントゲン写真
	3THz～30PHz （10nm～0.1mm）	非電離放射線	光波（光）	紫外線	殺菌灯
	3THz～30PHz （10nm～0.1mm）	非電離放射線	光波（光）	可視光線	
	3THz～30PHz （10nm～0.1mm）	非電離放射線	光波（光）	赤外線	赤外線こたつ
	300GHz～3THz （0.1～1mm）	非電離放射線	電波	サブミリ波（マイクロ波）	
	30～300GHz （1mm～1cm）	非電離放射線	電波	ミリ波（マイクロ波）	電波天文、衛星通信、レーダー
	3～30GHz （1～10cm）	非電離放射線	電波	センチ波※（マイクロ波）	マイクロ波中継、放送番組中継、BS放送、CS放送、レーダー、無線LAN、ETC
	300MHz～3GHz （10cm～1m）	非電離放射線	電波	極超短波（UHF）（マイクロ波）	地上波テレビ（デジタル・アナログ）、携帯電話、PHS、タクシー無線、防災行政無線、レーダー、アマチュア無線、無線LAN、コードレス電話、電子レンジ
	30～300MHz （1～10m）	非電離放射線	電波	超短波（VHF）	FMラジオ、地上波テレビ（アナログ）、防災行政無線、消防無線、航空管制通信、アマチュア無線
	3～30MHz （10～100m）	非電離放射線	電波	短　波	船舶・航空機通信、短波ラジオ、アマチュア無線、非接触ICカード（Suica、ICOCA）
	300kHz～3MHz （100m～1km）	非電離放射線	電波	中　波	AMラジオ、アマチュア無線
	30～300kHz （1～10km）	非電離放射線	電波	長　波	船舶・航空機用ビーコン、IH調理器
	3～30kHz （10～100km）	非電離放射線	電波	超長波	
	0～3kHz （100km～）	非電離放射線	電波	**極低周波**	家庭電化製品・送電線から発生（50/60Hz）
低	0Hz	非電離放射線	静磁場、静電場		地球の静磁場、静電気

※センチ波をマイクロ波ということもある。

（総務省「電波利用ホームページ」ほかから作成）

周波数（波長）が違うと、電磁波の性質も異なります。電離放射線はすでに有害性が明らかであり、私たちはレントゲン撮影などが必要な時にごくわずかに浴びる程度です。紫外線は皮膚がんなどの有害性が知られており、浴びすぎないように注意が必要です。赤外線もメリットはありますが、赤外線を長時間浴びる職業（溶鉱炉、ガラス細工など）に従事する人などに目の障害を起こすなど、やはり過度に浴びると健康影響があります。

私たちにとってなくてはならない可視光線であっても、太陽を直接見つめれば失明などの危険があります。また、周波数一〇～三〇Hzで点滅させた可視光線も危険とされています。一九九七年にテレビアニメ「ポケットモンスター」を見ていた子どもたち約七〇〇人が失神などを起こして救急車で搬送された「ポケモン事件」の例があります。

以上のように有害性、安全性について割合ハッキリと分かっている電磁波に対して、今、有害性についてハッキリせず議論になっている電磁波が「極低周波（超低周波）」と、「高周波（マイクロ波）」です。

私たちが電灯や家電で利用している五〇Hzまたは六〇Hzの交流電気が流れると、同じ周波数の「極低周波」の電磁波が発生します。五〇Hzの電磁波の波長は六〇〇〇kmで、地球一周（約四〇〇〇〇km）よりも長く、「電磁波」と言っても、地上にいる私たちのスケールでは、あまり「波」という感じではなくなります。

一方、携帯電話などで使われているのが「高周波（マイクロ波）」です。周波数一・五GHzの携帯電話の場合、波長は二〇cmです。新東京タワーから送信される予定の地デジの電磁波は、周波数五〇〇

MHz程度で、携帯電話と周波数が違いますが、やはり高周波です。

極低周波をめぐる問題は、電気を利用する際に必要ないのに発生してしまう電磁波の問題です。これに対し、高周波をめぐる問題は、放送・通信のためにわざと発生させる電磁波（電波）の問題であるという違いがあります。

刺激作用、熱作用、非熱作用

強い電磁波が人体へ影響することについては、議論の余地がありません。強い電磁波による人体への主な影響は「刺激作用」や「熱作用（熱効果）」という言葉で説明されます。

電磁波に曝露されると、人体の中に電流が生じます。これが一定量を超えると、神経や筋の活動に影響を与え、ピリピリという刺激を感じたりします。これが「刺激作用」で、一〇〇KHzまでの低い周波数の電磁波によって起きます。

それより高い周波数の場合は、強い電磁波に曝露されると体温が上昇します。これを「熱作用」といいます。強い高周波電磁波を動物に曝露させる実験を行うと、体温上昇によるストレスから、動物の行動パターンが変化します。電子レンジは熱作用を利用して食べ物を温めています。

これらの「刺激作用」「熱作用」は強い電磁波による影響ですが、これらの作用が起こらないとされている程度の「弱い」電磁波でも影響があり、とりわけ、長期にわたって電磁波に曝露された場合に慢性的な影響があるという研究報告が出されてきました。弱い電磁波が健康影響などを引き起こす働きのことは「非熱作用（非熱効果）」と呼ばれています。この非熱作用の有無についてが、議論の的なのです。

熱作用を起こさないような「弱い」電磁波であっても、電気機器に影響を与えることはハッキリしており、これを「電磁干渉」と言います。たとえば、携帯電話機が発信する電波が心臓ペースメーカーを誤作動させたり、補聴器に大きな雑音を生じさせたりします。

総務省や電気通信業者は、弱い電磁波による電気機器への電磁干渉はあっても、私たちの健康への影響はないと説明しています。

しかし、私たちは脳波で脳の電気を測定し、心電図で心臓の電気を測定することができます。神経細胞が情報を伝え合うために電気信号を利用しているからであり、その意味で人体も電気機器であると言えます。「電子機器が携帯電話等の人工電磁波によって誤作動する。それならば、自然界の生物もさまざまな電磁波の影響を受けているのではないか」（京都大学基礎物理学研究所の村瀬雅俊さん「京都大学基礎物理学研究所研究会報告書『電磁波と生体への影響』」五九頁。同研究会は二〇〇三年開催）と、研究者から問題提起されているのです。

変調された弱い高周波電磁波をニワトリの脳神経細胞などに浴びせると、神経伝達物質として働くカルシウムイオンが細胞から流出してしまうことがわかっています。「微弱な電磁波であっても、その生体分子や細胞への影響は疑う余地がない。現時点で確証されていない点は、電磁波暴露と生体レベルでの病気発症との明白な因果関係である」（村瀬さん、前掲、五一頁）のです。

昆虫、鳥などの体内や、人の脳組織には、マグネタイトという小さな磁石が存在しています。これが自然界の電磁波を感知して、生命活動に役立てていると考えられています。巣に戻れないミツバ

表2—2：電磁波の国際指針値と日本の基準値

	国際指針値（ICNIRP）	日本の基準値
極低周波 50Hz	電界：5kV/m 磁界：1000mG（100μT）	電界：人が容易に立ち入る場所の地上1mにおいて3kV/m *1 磁界：基準値なし
極低周波 60Hz	電界：4.2kV/m 磁界：833mG（83.3μT）	
高周波	（周波数（MHz）÷2）μW/㎠ （400MHz ～ 2GHzの場合） 1000μW/㎠ （2 ～ 300GHzの場合）	（周波数（MHz）÷1.5）μW/㎠ （300MHz ～ 1.5GHzの場合） 1000μW/㎠ （1.5 ～ 300GHzの場合） *2
局所曝露 （携帯電話）	2W/kg	2W/kg *3

*1 経済産業省電気設備に関する技術基準を定める省令第27条
*2 電波防護指針（電波法施行規則第21条の3）
*3 電波防護指針（電波法無線設備規則第14条の2）

電磁波の単位

【極低周波（家電、送電線など）】
超低周波は、電場（電界）と磁場（磁界）を別々に測定する
電場：kV/m（キロボルト/メートル）
磁場：mG（ミリガウス）またはμT（マイクロテスラ）
1mG＝0.001G＝0.1μT

【高周波（テレビ電波、携帯電話中継局、電子レンジなど）】
高周波は、波長が小さく、電場と磁場が一体化しているので、まとめて電力密度という単位を用いることが多い
電力密度：μW/㎠（マイクロワット/平方センチ）など
10W/㎡＝1mW/㎠＝1000μW/㎠

【SAR値（携帯電話など）】
生体への影響を考えるための、単位体重あたりの電磁波吸収量
W/kg（ワット/キログラム）

チや、レースでゴールできない伝書バトが増えていることが報道され、環境中に人工電磁波が増えた影響ではないかと言われています。かつて水俣病では、人への発症に気付くよりも先に猫に異常が表れました。昆虫や動物の異常は、人への警告なのかもしれません。

基準値は熱作用のみを考慮

電磁波から健康を守るために、国際機関による指針値（ガイドライン）や、国の基準値が定められています。世界保健機関（ＷＨＯ）の協力機関である国際非電離放射線防護委員会（ＩＣＮＩＲＰ）が一九九八年に発表した指針値、および日本の基準値（「電波防護指針」など）は、表２―２の通りです。日本の基準値は、極低周波については独自に、高周波についてはＩＣＮＩＲＰの国際指針値に準じて設定されています（周波数によっては国際指針値よりやや高くなっています）。これらは、電磁波の刺激作用や熱作用による健康影響を防ぐために決められた数字です。

東武鉄道や墨田区は、「電波を発射する際には、総務省の定める『電波防護指針』の基準値を遵守するので、新タワー周辺の環境に影響を与えることはない」（新東京タワーのウェブサイト http://www.rising-east.jp/faqCon.html）と説明しています。確かに、新東京タワー周辺の住宅地が、熱作用が起こるほどの強い電磁波を浴びせられることは、多分ないでしょう。しかし、新東京タワーからの電磁波で心配なのは、非熱作用による健康影響なのです。東武鉄道や墨田区が安全の根拠にしている基準値は、非熱作用をまったく考慮しておらず、新東京タワーからの健康影響について考えるうえでは、ほとんど役に立たない数字なのです。

表2—3：電磁波によって起こるという報告がある症状など

	症例	超低周波	マイクロ波
	めまい	○	○
	吐き気	○	○
眼	かすみ眼	○	○
	白内障		○
	網膜炎症	○	○
	角膜上皮炎症	○	
	眼球の痛み		○
	涙が出る		○
	白いものが見えにくい		○
	青い色が見えにくい		○
	閃光体験	○	○
鼻	臭いを感じにくい		○
筋肉・皮膚	頭、前頭部の突っ張り感	○	○
	手足の硬直感		○
	筋肉痛		○
	皮膚の刺すような痛み	○	
	ほてり	○	
	汗が多く出る	○	
	手足の血管拡張		○
	皮膚のしみ		○
	脱毛		○
生殖	精巣の退行	○	○
	女児出産率の増大		○
	流産	○	○
	不妊		○
	奇形児出産	○	○
	先天性尿道異常	○	
	月経パターンの変化		○
	卵子形成の減少	○	○
	精子の減少	○	○
	精力の衰え	○	○
循環器系	心臓の不快感	○	○
	動悸	○	○
	息切れ	○	○
	不整脈	○	○
	徐脈	○	○
	血圧の変化	○	○
	心電図の異常	○	○
	心臓発作		○
	心筋梗塞	○	
	動脈硬化		○
	貧血	○	

	症例	超低周波	マイクロ波
自律神経系	頭痛、頭が重い	○	○
	疲労、倦怠感	○	○
	日中の眠気	○	○
	夜間の不眠	○	○
	志気の低下、消沈	○	○
	神経衰弱、神経疲労	○	○
	食欲の衰え		○
	興奮、感情の不安定		○
	記憶力の衰え、部分消失	○	○
	知的レベルの低下	○	○
	指などの震え	○	○
	まぶたの震え		○
	頭と耳のチック症		○
	意識がなくなる	○	
	てんかん	○	
	ストレス	○	○
内分泌系	甲状腺の異常		○
	乳汁分泌の不全		○
	血液脳関門の異常	○	○
	メラトニンの低下	○	○
	血中ヒスタミンの低下		○
	セロトニンの異常	○	
	ドーパミンの異常	○	
免疫系	免疫力の低下	○	○
ガン、腫瘍	白血病	○	○
	皮膚ガン		○
	脳腫瘍	○	○
	リンパ腫瘍	○	○
	乳ガン	○	○
	精巣ガン	○	○
	肺ガン	○	
	聴神経腫瘍		○
	すい臓ガン	○	
	その他のガン、腫瘍	○	○
その他	アルツハイマー病	○	○
	痴呆症	○	○
	そううつ病	○	
	アトピー・アレルギー	○	
	ダウン症		○
	自殺	○	
	死亡率の増大	○	○
	ALS	○	
	子どもの突然死	○	○

徳丸仁『電波は危なくないか』講談社1989年、荻野晃也『危ない携帯電話』緑風出版2002年をもとに、筆者（植田さん）の知見などを加えて作成（植田武智『しのびよる電磁波汚染』コモンズ、2007年、36頁）

「危険」「安全」どちらが本当？

刺激作用や熱作用を引き起こさないような「弱い」電磁波であっても、がんや電磁波過敏症など、さまざまな健康影響を引き起こすという研究報告があります（表2―3）。これらの報告などから、市民の間に電磁波についての不安が高まり、携帯電話中継基地への反対運動などが、各地で起きています。

その一方で、国や業界などは、非熱作用による健康への悪影響について「現在まで実験で再現されたものはなく、証拠として認められていません」（文献6）などと述べ、これを否定しています。

「電磁波が安全だと言う人と、危険だと言う人とで、言っていることが違い過ぎて、どちらが本当か分からない」と、戸惑っている人は多いと思います。

国や産業界への信頼感が強い人たちは、次のように考えるかもしれません。

　国がウソを言うはずはないので、電磁波は安全なのだろう。電磁波の健康影響については「影響あり」「影響なし」の両方の研究報告があるそうだが、きっと「影響なし」の報告のほうが数も多く、研究の質も高いのだろう。反電磁波団体の人は、「影響あり」の研究報告ばかりをことさらに取り上げて、「影響なし」の報告を無視しているのだろう（実際に墨田区の新タワー誘致担当者が「反対派は『影響あり』の結果ばかりを取り上げているのでは」という趣旨の発言を筆者にしました）。

逆に、国などへ批判的な人たちは、次のように考えるかもしれません。

これまで、薬害エイズや狂牛病（ＢＳＥ）、アスベスト対策などでも、国は危険性の評価を誤り、または被害を直視せず、対策が遅れてしまった。日本という国は、市民の安全よりも産業の利益を優先しがちだ。電磁波も本当は危険性があるのだが、これらの問題と同じ轍を踏んでいるのではないか。

果たして、実際はどうなのでしょうか。

ＷＨＯの「国際電磁界プロジェクト」

電磁波への不安が広がっていることから、世界保健機関（ＷＨＯ）は、一九九六年に「国際電磁界プロジェクト」を発足させました。ＷＨＯは、このプロジェクトについて、以下のように説明しています（ＷＨＯファクトシート「電磁界と公衆衛生　国際ＥＭＦプロジェクト」一九九八年五月、http://www.niph.go.jp/soshiki/seikatsu/seiri/html/WHO/No181.pdf）。

> 　ここ数年、個人的あるいは商工業的な使用目的による電磁界（ＥＭＦ）発生源の増加やその形態の多様性には眼を見張るものがあります。発生源の例としてテレビ、ラジオ、携帯電話、電子レンジ、レーダー、医療機器、産業機器などがあります。
>
> 　これらの技術は人々の生活をより便利に、より快適にしています。（略）
>
> 　一方、これらの技術は電気機器の使用による健康リスクの懸念ももたらしています。（略）多くの国々で電力事業は、人口過密な地域を避けて高圧送電線を敷設しなければならないか、あるいは工事の中止を余儀なくされています。携帯電話用の無線基地設置は、無線基地から放射され

るラジオ波（高周波）による小児がんの危険性から地域住民による反対運動にあったり、工事延期になっています。例えば米国では必要とされる無線基地設置の八五％は未だ設置できないのが現状です。

一般的に許容できるレベルまで環境中の電磁界を大幅に軽減させる方法は費用がかさみます。電磁界の健康影響への懸念は今や、米国一国の経済に約一〇億ドルの費用を投じさせていると思われます。しかし、電磁界が許容できない程の健康影響をもたらすとすれば、高額であってもそれへの曝露防護方法が求められます。

一九九六年五月、主要参加国において電磁界発生源の増加やその形態の多様性による電磁界被曝にともなう健康影響が懸念されていることを受けて、世界保健機関（ＷＨＯ）は電磁界暴露の健康や環境影響を評価する国際電磁界プロジェクト（以下ＥＭＦプロジェクト）を発足しました。国際電磁界プロジェクトは、各国が共同して研究などを行い、電磁波についての新しい「環境保健基準」を発刊することなどを目的に活動しています。環境保健基準とは、「環境汚染物質への曝露と人間の健康との関係に関する情報を評価し、曝露限界設定のためのガイドラインを提供する」（ＷＨＯ「環境保健基準」二〇〇五年八月、http://www.who.int/peh-emf/publications/STATIC EHC Preamble Japanese.pdf）ことなどを目的とした文書です。

プロジェクトは、各国政府代表、共同研究機関（日本の国立環境研究所など）、国際機関（ＩＣＮＩＲＰ、国際がん研究機関〔ＩＡＲＣ〕など）からなる国際諮問委員会により運営され、その事務局をＷＨＯのジュネーブ本部に置いています。日本であまり注目されていない電磁波問題は、ＷＨＯが大がかりなプロジェクトを運営する必要があるほど、国際的には関心を持たれているのです。
環境保健基準の発表は、当初の予定よりかなりずれ込んでおり、極低周波は二〇〇七年[注]、高周波は〇八～〇九年ごろが予定されています。

注：本書執筆後の〇七年六月、WHOは極低周波電磁波についての環境保健基準を発表した。「WHOは、具体的な規制値は示さなかったものの、日本や米国などでの疫学調査から『常時平均〇・三～〇・四μT以上の電磁波にさらされていると小児白血病の発症率が二倍になる』との研究結果を支持。『電磁波と健康被害の直接の因果関係は認められないが、関連は否定できず、予防的な対策が必要だ』と結論づけた」（共同通信、二〇〇七年六月十七日）。

極低周波による影響――小児白血病

一九七九年、米国のワルトハイマー博士らが、十五歳未満の子どもたちを対象に白血病や脳腫瘍についての疫学調査（コラム2―1）を行ったところ、配電線や変電所の近くに住む子どもたちの発症率が高くなっているという結果でした。電磁波が健康にもたらす影響について真剣に研究されるようになったのは、この報告がきっかけでした。

コラム2―1：疫学とその用語

疫学は、汚染物質や薬剤による人体への影響を調べるための研究方法です。動物実験やヒトの細胞を使った実験でも研究できますが、動物実験はヒトとの種の違いがあり、細胞実験は私たちの日常との違いがあるので、ともに得られたデータをそのまま生身の人間に当てはめることができません。また、一部を除いて人体実験は行えません。疫学は、人間集団を観察した結果を整理することにより、ヒトへの影響がわかるデータを直接示すことができます。

疫学調査により得られる「原因と疑われているものの曝露がなかった人たちに比べ、あった人たちでは〇倍だけ症状が多発した」ことを示す数値が「オッズ比」「リスク比（発症割合比）」「相対危険度（相対リスク）」などと呼ばれる数値です。それぞれの詳しい意味は、疫学の専門書をご覧ください。

相対危険度（またはリスク比など。以下同様）が一より大きければ「曝露による人体への影響がある」、一付近であれば「曝露による人体への健康影響が特にない」、ということになります。

相対危険度とともに示される「九五％信頼区間」は、データの統計的な安定性を示すものです。たとえば九五％信頼区間が一・五～五・五であれば、同じ人数で一〇〇回調査を行えば少なくとも九五回は一・五～五・五の範囲におさまることを意味します。相対危険度が一より大きく、九五％信頼区間の下限が一より大きい場合に「有意差がある」、つまり偶然ではなく本当に増加したと判断されます。しかし「有意差がない」ことが「因果関係がない」ことを意味するのではなく、有意差がないからと言って安易にデータを捨ててしまうべきではないとも言われています。

（参考：津田敏秀・岡山大学大学院環境学研究科教授『市民のための疫学入門』緑風出版、二〇〇三年。ほか）

その後、極低周波と小児白血病との関係について、各国の研究者によって繰り返し疫学調査が行われました。

二〇〇〇年に報告された「プール分析」（過去の複数の疫学調査のデータを合わせた分析）により、四mG（〇・四μT）以上の極低周波の磁場によって、小児白血病の発症率が約二倍になるという結果が確

表２―４：極低周波磁界と小児白血病についての疫学調査例

国名	研究者	発表年	曝露評価法	症例数	対照数	相対リスク（4mG以上）
カナダ	McBride	1999	実測	272	304	1.65（0.68-4.01）
デンマーク	Olsen	1993	推定	833	4746	*
フィンランド	Verkasalo	1993	推定	29	1027	6.79（0.74-62.6）
ドイツ	Michaelis	1998	実測	175	409	2.21（0.29-16.7）
ニュージーランド	Dockerty	1998	実測	86	80	*
ノルウェー	Tynes	1997	推定	148	572	*
スウェーデン	Feychting	1993	推定	36	508	3.46（0.84-14.3）
アメリカ	Linet	1997	実測	595	530	3.44（1.24-9.54）
イギリス	英国小児がん研究グループ	1999	実測	1073	2224	0.88（0.23-3.39）
全研究のプール分析						2.08（1.30-3.33）

＊＝症例ないし対照がゼロのためにリスクの推定不能
注）

実測　磁界の強さを子供部屋などで測定（１回測定あるいは長時間測定の平均値）。

推定　電場や電線の位置関係から磁界の強さを算出。

英国では送電線、配電線が埋設されているため、他の国と曝露条件が異なっています。

（国立環境研究所のウェブサイト http://www.nies.go.jp/escience/denjiha/p2/p2.html）


認されました（表２―４）。しかし、動物実験では、発がん性について十分な証拠が得られませんでした。国際電磁界プロジェクトの一環として、国際がん研究機関（ＩＡＲＣ）は極低周波について発がん性評価を行い、〇一年に「ヒトへの発がん性の可能性がある（二Ｂ）」という評価を下しました。ＩＡＲＣによる評価は、一「発がん性がある」、二Ａ「たぶん発がん性がある」、二Ｂ「発がん性の可能性がある」、三「分類できない」、四「たぶん発がん性がない」の五種類があります。

各国の疫学調査では、寝室の磁場が四mGを超える割合は一〜

三％程度だったといい（兜真徳・国立環境研究所首席研究官ら「生活環境中電磁界による小児の健康リスク評価に関する研究（第Ⅱ期成果報告書）」http://www.chousei-seika.com/2002_s/2002_s_3/2002_s_3_denji/2002_s_3_denji_1.htm）、けっこう多くの人々に直接関係がある問題です。

日本でも、ＷＨＯの国際電磁界プロジェクトの一環として、科学技術庁（現文部科学省）の予算で国立環境研究所が中心となって行った調査結果が、〇三年六月に公表されました。その結果は、寝室の磁場が四mG（〇・四μT）以上だと、小児白血病の発症の割合が二・六三倍（九五％信頼区間〇・七七～八・九六）であり、すでに報告されている各国の疫学調査結果を裏付けるものでした。急性リンパ性白血病に限ると、発症の割合は四・七三倍（同一・一四～一九・七）と有意に増加しました。また脳腫瘍の発症の割合は一〇・六倍（同一・〇〇～一一一）でした（兜首席研究官ら、前掲資料）。四mG以上の極低周波電磁界と小児白血病については、関連性が濃厚だと言えそうです。

極低周波による影響――成人脳腫瘍、ＡＬＳ、流産

米国のカリフォルニア州公共事業委員会は、カリフォルニア州保健局に勤務する三名の科学者に、極低周波電磁波による健康問題の可能性に関する、これまでの研究報告を再検討（レビュー）するよう要請しました。科学者三名全員は、小児白血病、成人脳腫瘍、筋萎縮性側索硬化症（ＡＬＳ）、流産のリスク増大をある程度引き起こす可能性がある、と〇二年に報告しました（国立環境研究所「平成十四年度生活環境中電磁界と健康リスク評価に係る調査報告書」二〇〇三年三月、六八頁）。この報告も含めて、いくつかの公的機関は表2―5の通り、極低周波電磁波による健康影響の可能性を指摘して

表2—5：各公的機関が評価した、極低周波と病気の関係について確実性の程度の分類

病気	米国環境健康科学研究所（NIEHS）(1998)	国際がん研究機関（IARC）(2001)	英国放射線防護局（NRPB）(2001)	米カリフォルニア州保健局(2002)
小児白血病	2B	2B	可能性あり	2B～1
成人白血病	2B（リンパ性白血病）	分類できない	分類できない	2B～1
成人脳腫瘍	分類できない	分類できない	分類できない	2B
流産	分類できない	未検討	未検討	2B
ALS	分類できない	未検討	可能性があるが、おそらく電気ショックによる	2B
小児脳腫瘍、乳がん、その他の生殖器、アルツハイマー、自殺、突然の心臓死、過敏症	分類できない	分類できないまたは未検討	パーキンソン病はなし、アルツハイマーは分類できない、その他は未検討	分類できない

1＝危険がある、2A＝たぶん危険がある、2B＝危険がある可能性がある
（米カリフォルニア州保健局「An Evaluation of the Possible Risks From Electric and Magnetic Fields（EMFs）From Power Lines, Internal Wiring, Electrical Occupations and Appliances」2002年6月、379頁 http://www.dhs.ca.gov/ps/deodc/ehib/emf/RiskEvaluation/Chapter21.pdfから作成。報告年は筆者が追加）

います。

高周波による影響の報告例

(1)　発がん性

以上見てきたのは極低周波ですが、新東京タワーから送信される予定の地上デジタル放送電波や、携帯電話機、携帯電話基地局から送信される電磁波は、高周波です。

これらのうち、携帯電話機からの高周波電磁波は、頭に密着させて使用するため、頭部の発がんなどが疑われています。

ＷＨＯの国際電磁界プロジェクトの一環として、国際がん研究機関を中心に一三カ国が共同して、携帯電話使用と頭や首

のがんとの関連について六〇の疫学研究が実施されました。このプロジェクトは「インターフォンスタディ」と呼ばれています。一部については、すでに結果が発表されています（表2―6）。

このうち、スウェーデンの研究では、携帯電話の常用者全体としてはリスクの増加が見られませんでしたが、十年以上にわたって常用している場合に限ると、聴神経腫（がんの一種）のリスクが増加することを示しました。腫瘍が頭の左右のどちらに出来たかを問わない場合の発症の割合は一・九倍（九五％信頼区間〇・九～四・二）で、携帯電話を利用しているのと同側の聴神経腫（携帯電話をいつも右（左）耳にあてている人の右（左）側の聴神経種）については三・九倍（同一・六～九・五）でした。

表2―6で見るように、携帯電話の使用期間が十年未満である場合に影響が見られないとの結果が多い一方で、十年以上使用した場合は、聴神経腫、神経膠腫（がんの一種）が増加するという複数の結果が報告されています。弱い電磁波であっても長期間にわたって被曝し続けることによる影響が疑われます。英国での携帯電話長期使用についての研究の責任者であるチャリス教授は、喫煙や、長崎・広島の原爆、アスベストについて、発がんの影響が出るまで十年以上かかると指摘し、小学生までの子どもに携帯電話を与えないことによって安全を期すよう忠告しました（『タイムズ』二〇〇七年一月二十日http://www.timesonline.co.uk/tol/newspapers/sunday_times/britain/article1294717.ece）。

なお、日本での研究の対象者の中には、携帯電話を十年以上使用している患者が一人しかいなかったため、「八年以上」の括りで分析しています。このため、十年以上でリスク増加が見られたという他国の結果と日本の研究結果は比較ができません。

表2—6：携帯電話使用とがんについての疫学調査「インターフォンスタディ」結果

国（発表年）	がんの種類	結論	オッズ比（95%信頼区間）
デンマーク（2004）	聴神経腫	発症の割合の増加認められず	0.9（0.5～1.6）
スウェーデン（2004）	聴神経腫	10年以上の使用で発症の割合増加（有意差なし）	1.9（0.9～4.1）
		10年以上の使用で使用側と同側は発症の割合増加	3.9（1.6～9.5）
5カ国の合計**（2005）	聴神経腫	10年以上の使用で使用側と同側の発症の割合増加	1.8（1.1～3.1）
デンマーク（2005）	神経膠腫	悪性度が低いもの：10年間以上の使用で発症の割合増加（有意差なし）	1.6（0.4～6.1）
		悪性度が高いもの：10年間以上の使用で発症の割合減少（有意差なし）	0.5（0.2～1.3）
スウェーデン（2005）	神経膠腫	10年以上の使用で使用側と同側の発症の割合増加（有意差なし）	1.8（0.8～3.9）*1
	髄膜腫	発症の割合の増加認められず	0.7（0.5～0.9）
英国（2006）	神経膠腫	使用側と同側は発症の割合増加	1.24（1.02～1.52）
		使用側と反対側は発症の割合減少	0.75（0.61～0.93）
ドイツ（2006）	神経膠腫	10年以上の使用で発症の割合増加（有意差なし）	2.20（0.94～5.11）
	髄膜腫	発症の割合増加認められず	0.84（0.62～1.13）
日本*2（2006）	聴神経腫	8年以上の使用で発症の割合増加認められず	0.79（0.24～2.65）
5カ国の合計*3**（2007）	神経膠腫	10年以上の使用で使用側と同側の発症の割合増加	1.39（1.01～1.92）

** 5カ国は、英国、スウェーデン、デンマーク、フィンランド、ノルウェー。フィンランドとノルウェーの個別結果はまだ発表されていない。

（社団法人環境情報科学センター「平成17年度環境省調査業務報告書　一般環境中電磁界暴露に係る情報収集業務」2006年3月、60～62頁 http://www.env.go.jp/chemi/report/h18-02/02.pdf から作成。ただし*1～*3は以下による）

*1 国立環境研究所「平成16年度生活環境中電磁界に係る調査業務報告書」2005年3月、119頁

*2 総務省「携帯電話使用と聴神経鞘腫との関連性に関する疫学調査」http://www.soumu.go.jp/s-news/2007/pdf/070221_6_k1.pdf

*3 Anna Lahkola ら「Mobile phone use and risk of glioma in 5 North European countries」http://www3.interscience.wiley.com/cgi-bin/abstract/114072761/ABSTRACT

(2)　アトピー

日本の全人口の三人に一人は、何らかのアレルギー疾患にかかっています（厚生科学審議会疾病対策部会「リウマチ・アレルギー対策委員会報告書」二〇〇五年十月）。アレルギー疾患が増え続けている原因として、自動車の排気ガスなど、さまざまな環境汚染との関連性を示した研究もあります。電磁波についても、そのような研究を木俣肇医師が〇二年に報告しました。

皮膚にアレルゲン液を一滴たらして軽くひっかき、十五分後に膨疹（もりあがった疹）ができれば、そのアレルゲンに対してアレルギーがあることがわかります。さらに膨疹の大きさを測ることで、アレルギー反応の強さを比較測定できます。二〇人のアレルギー性鼻炎患者、二六人のアトピー性皮膚炎患者、それらの疾患がない二六人に、携帯電話を首にかけて電磁波に一時間被曝してもらい、その前後で杉抗原による膨疹反応を測定したところ、疾患がない人、アレルギー性鼻炎では膨疹反応が増強しませんでしたが、アトピー性皮膚炎では、有意に増強したとのことです。

さらに、スイッチを切った携帯電話を首に一時間かけて同様に調べたところ、アトピー患者も含めて、すべて膨疹反応は増強しなかったとのことです。（木俣肇「アトピー性皮膚炎における、携帯電話の電磁波によるアレルギー反応の増強」『物性研究』二〇〇五年五月）

(3)　同時に起こる様々な症状

セルザム博士らドイツの医師グループが携帯電話基地局の近くの住民三五六人について調べたと

図2―2：ドイツ医師グループが調べた電力密度と住民の症状との関係

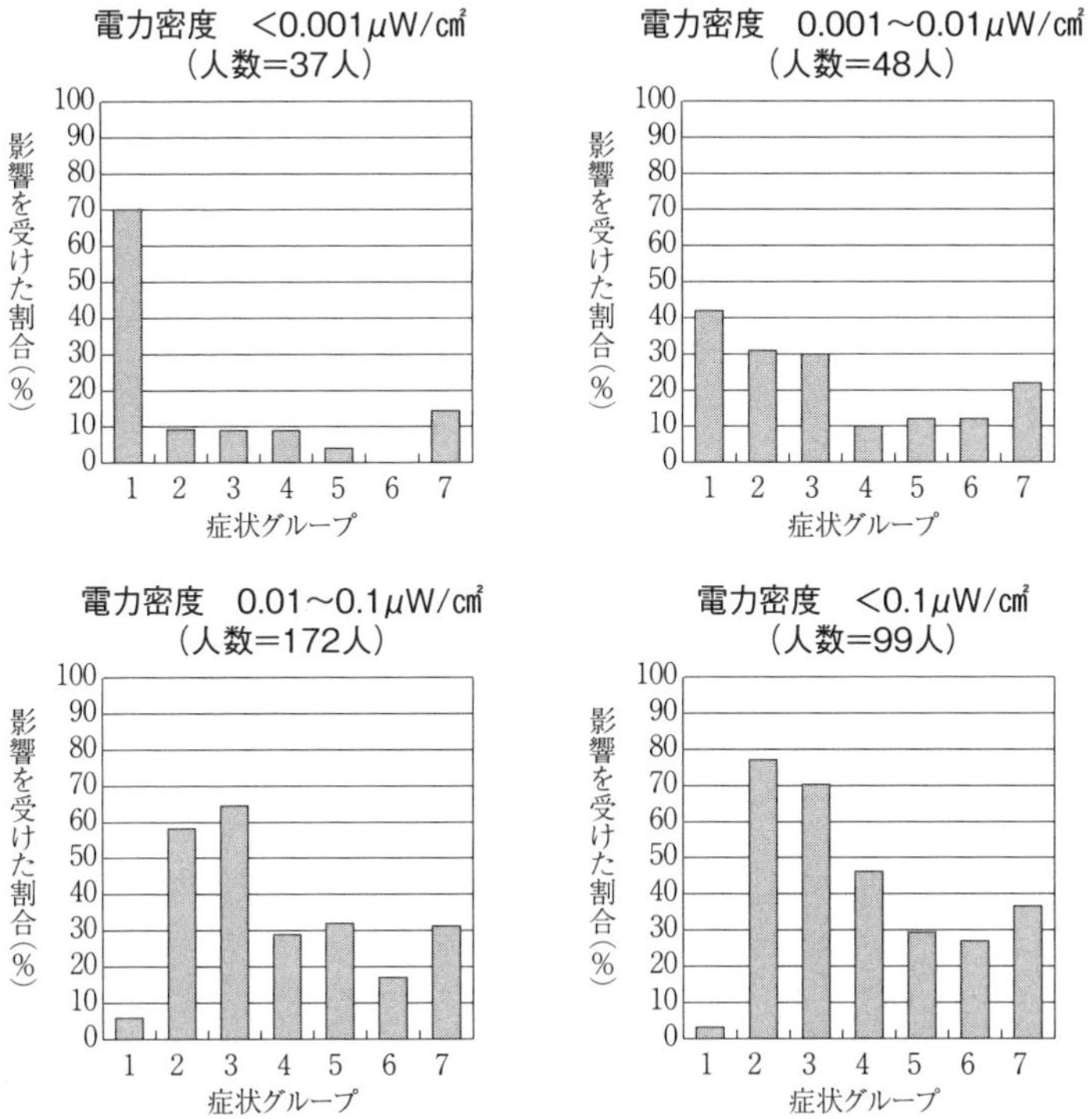

＊「症状グループ」
グループ1：症状なし
グループ2：睡眠障害、疲労、うつ傾向
グループ3：頭痛、不眠、ぼんやり状態、集中力欠如、物忘れ、学習困難、言葉のでない状態
グループ4：頻繁な感染症、静脈洞炎、リンパ節の腫れ、関節と手足の痛み、神経や筋肉の痛み、しびれ又はひりひりする、アレルギー
グループ5：耳鳴り、聴力低下、聴力の急喪失、めまい、平衡感覚欠如、視覚障害、目炎症、目が乾く
グループ6：頻拍状況、断続的高血圧、意気消沈
グループ7：他の症状（ホルモン障害、甲状腺異常、寝汗、多排尿、体重増加、吐き気、食欲不振、鼻血、皮膚病、腫瘍、糖尿病）
（荻野晃也『健康を脅かす電磁波』緑風出版、2007年、130頁）

ころ、基準値よりも低い電磁波に被曝することによって病気になっている可能性があることが分かりました。被曝している電磁波の強さが〇・〇〇一μW／㎠未満では症状が何もない人が七〇％でしたが、それ以上になると「症状あり」が上回るという結果でした（図2―2）。症状が一つだけの住民もいましたが、いくつかの、または多くの症状を抱えている住民もいました（同時に複数の症状が出るという点では、電磁波過敏症（第2章）の発症者と共通しており、この三五六人の中にも電磁波過敏症発症者がいたのかもしれません）。自宅からの一時避難やデジタルコードレス電話の撤去、電磁波シールドなどによって電磁波曝露を除去すると、多くの患者は急速に回復したとのことです。医師らは〇・〇〇一μW／㎠（日本の基準値の数十万～百万分の一）を超える電磁波を住民に曝露させる携帯電話基地局は停止すべきだと指摘し、バイエルン州知事へ調査実施を訴える手紙を二〇〇五年に送りました（パワーウォッチのウェブサイトhttp://www.powerwatch.org.uk/news/20050722_bamberg.aspおよびテトラウォッチのウェブサイトhttp://www.tetrawatch.net/links/links.php?id=stoiberlet）。

細胞への影響

疫学調査だけではなく、細胞実験でも、電磁波による影響を示した研究報告があります。

欧州七カ国（イタリア、オーストリア、スイス、スペイン、ドイツ、フィンランド、フランス）の研究グループが共同で二〇〇〇～〇四年に行った「ＲＥＦＬＥＸ（レフレックス）」という研究プロジェクトです。研究費用約三一五万ユーロ（〇二年ごろの相場一ユーロ＝一二〇円で計算すると約三億八〇〇〇万円）のうち、約二〇六万ユーロを欧州連合（ＥＵ）が負担しています。

図2―3：REFLEXプロジェクトの実験結果
（高周波によるヒト繊維芽細胞DNA切断）

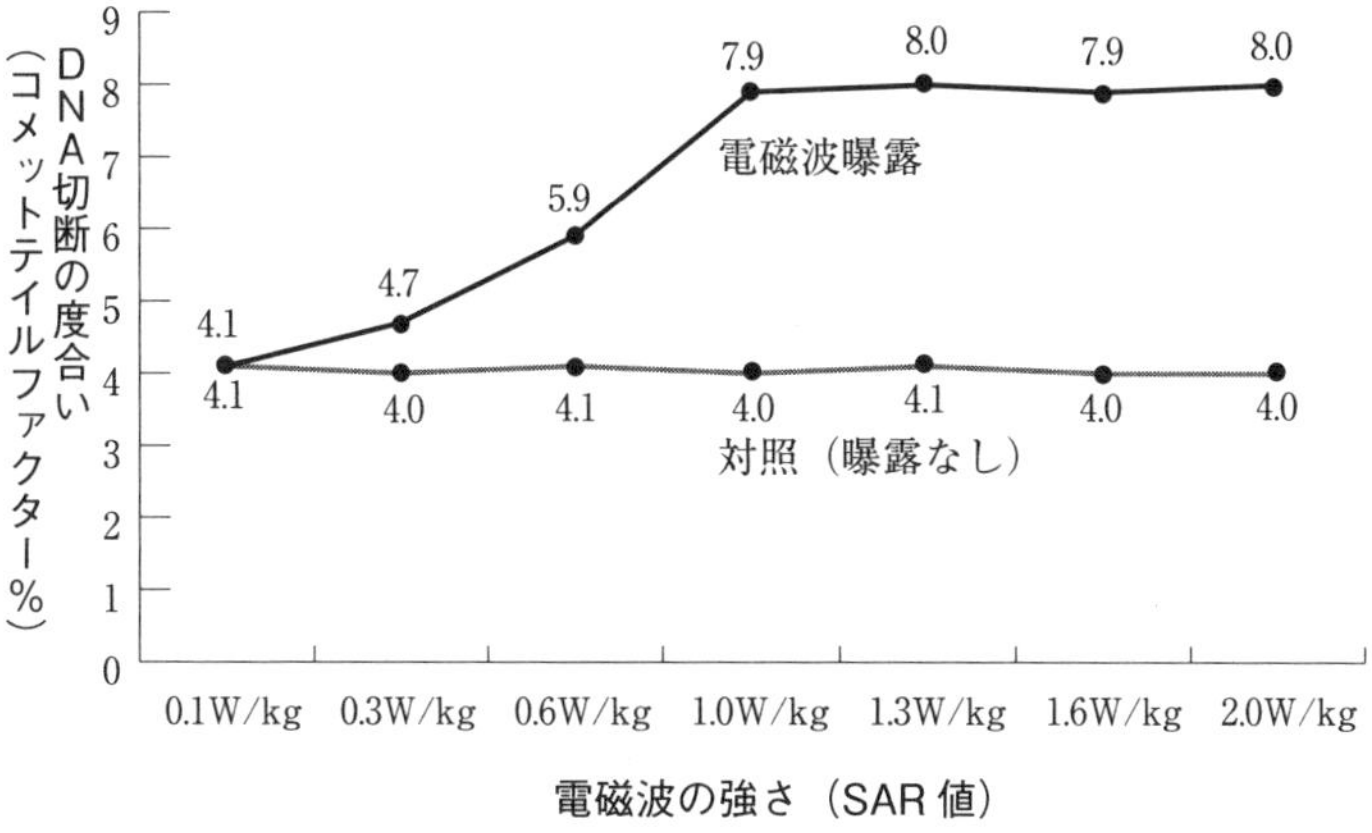

GSM型携帯電話1800MHzの5分曝露・10分中断を24時間続けた
（「REFLEX最終報告書」128頁 http://www.verum-foundation.de/www2004/html/pdf/euprojekte01/REFLEX_Final Report_Part 3.pdf）

この研究によって、極低周波と高周波の両方で、国際指針値より弱くても細胞のDNAが切断されるという実験結果が報告されました。極低周波では国際指針値（五〇Hzで一〇〇〇mG）の三分の一程度の三五〇mG（三五μT）以上で影響が認められ、高周波では国際指針値（二・〇W／kg）の六分の一以下の〇・三W／kg以上で影響が認められました（図2―3）。

細胞には、DNA切断などの遺伝子障害が起きても、その障害を修復する働きが備わっています。電磁波で遺伝子障害が生じても、それを修復できれば、健康障害は生じません。しかし、REFLEXプロジェクトの研究によると、遺伝子の集まりである染色体の異常も数倍増加しており、電磁波に被曝すると遺伝子が損傷され、なおかつ、その修復が十分に働かない可能性を示しています。

第2章　電磁波過敏症

電磁波に苦しむ人々

電磁波被曝と健康影響との関連性について研究結果が分かれている中、身近な電磁波に苦しんでいるという訴えが確実に増えています。「電磁波過敏症」です。

身の回りに、携帯電話や、携帯電話の中継基地局、蛍光灯などがあると、そこから放射される電磁波に反応して、頭痛、吐き気、動悸、皮膚への刺激、集中力欠如など、様々な症状が出て苦しむという病気です。私たちの生活環境には様々な電磁波があるわけですから、症状が重いと、就労、就学、家事などの日常生活にも重大な支障が出てしまい、極めて深刻です。

電磁波過敏症と似た病気に「化学物質過敏症」があります。化学物質過敏症は、身の回りの様々な種類の微量化学物質に反応して、いろいろな症状が出て苦しむ病気です。アレルギー疾患と似ていますが、アレルギーとは異なる病気だと考えられています。また、最初は化学物質過敏症だったのに、後から電磁波過敏症を併発するという例も多いようです。

化学物質過敏症は、大量の化学物質に曝露されたり、または、微量でも繰り返し化学物質に曝露されることにより発症すると考えられています。新築やリフォームの直後に、建材や塗料から放散される化学物質に被曝して体調を崩す「シックハウス症候群」が多発し、その一部の（しかし大勢の）人々が化学物質過敏症になったことが一九九〇年代後半から社会問題化したため、この病気について聞いたことがある方も多いと思います。

この化学物質過敏症と似た病気である電磁波過敏症は「高レベルの電磁波を浴びたり、低レベルでも長期間さらされたりする」（『朝日新聞』二〇〇三年八月二十一日）ことなどによって発症するとされています。電磁波への感受性は個人差が大きく、同じ種類・同じ量の電磁波に被曝しても、この病気になる人もいれば、ならない人もいます。

厚生労働省の補助金を受けた石川哲・北里大学名誉教授を中心とする研究班がまとめた報告書は、電磁波過敏症について、海外での調査例を紹介しています。米国カリフォルニア州保健局とカナダの研究者は共同で〇二年六月、二〇七二名に対する自己申告での電磁波過敏症に関する調査を行い、六八名が電気器具近くの電磁波に感受性があると答え、三・二％の有病率でした。また、一九九七年にスウェーデンのカロリンスカ研究所の研究者が行った調査では、一〇六七名のスウェーデン在住者のうち、一・五％が電磁波過敏症でした（文献5、三〇〜四九頁）。これらの調査結果から、相当数の発症者がいることがうかがわれます。一部の「特異体質」の人だけが発症するわけではないのです。

化学物質過敏症の発症者が反応する物質は様々で、どのようなものに反応するのかについては個人差が大きいのですが、過敏症でない「一般の」人々にとっても有害だと指摘されている物質（有機リン農薬、たばこの副流煙、揮発性有機化合物、合成界面活性剤など）に反応する場合が多いのです。ですから、化学物質過敏症の発症者は、私たちの環境中にある有害なものを一般の人々に先んじて判別し警鐘を鳴らす〝カナリヤ〟に喩えられることもあります。

科学的な根拠はありませんが、同じように類推すると、「電磁波過敏症の患者は、炭坑内のカナリアと同様に電磁波の危険性をいち早く知らせてくれているのかも」（財務省診療所チーフカウンセラーの精神科医、栗原雅直さん。『毎日新聞』二〇〇五年一月十三日）しれません。

電磁波過敏症の症例

石川名誉教授らによる報告書には、電磁波過敏症と診断された二十六～六十一歳の男女七名の症例が報告されています（文献5、三〇～四五頁）。いずれも、化学物質過敏症・電磁波過敏症の診療に先進的に取り組んでいる北里研究所病院臨床環境医学センターを受診した患者です。全員が同病院の専門医により、精神的な問題はないと診断されています。

このうち六十一歳の女性は、自宅が高圧送電線の真下にあり、約七年前から、自宅にいると足腰の激痛、頭痛、手足のしびれ、思考力低下などが現れるようになりました。自宅から離れると症状は改善しますが、電気器具のそばでは症状が出るので、電気掃除機は使えません。自宅内ではテレビの画面が乱れ、時計も止まりがちといい、環境中の電磁波がかなり強いことがうかがわれます。

また、四十七歳の女性は、約二年前に携帯電話基地局が約一五〇m先にできてから徐々に体調不良となり、特に一年前から、咳、頭痛、動悸、息切れ、疲労感などが強くなりました。電気器具を使うと体調不良となるため、一年前に退職しました。自宅を電磁波対応に改築し、やや症状は軽減しましたが、電気ストーブなどの電気器具に反応しています。

三十七歳の女性は、パソコン業務を行うと頭痛や、皮膚のチクチクした感じが顔面を中心に現れるようになりました。最初はパソコン業務中だけでしたが、その後、家庭電気製品や携帯電話の使用時にも症状が現れるようになりました。最近は電話に出るのさえ難しく、休職を余儀なくされました。近くの内科に受診したところ体の異常がないため、精神科か心療内科の受診を勧められましたが、行きませんでした。友人から電磁波過敏症について聞き、北里研究所病院を受診しました。

ＷＨＯ元事務局長は電磁波過敏症

二〇〇二年、当時のＷＨＯ事務局長で前ノルウェー首相だったブルントラントさんは、自身が電磁波過敏症だと、地元ノルウェーの新聞のインタビューで告白しました。最初は、携帯電話を使う時に耳の周辺が熱くなるのを感じましたが「症状は悪化し、携帯電話を使うたびに、ひどい不快感と頭痛が起こるようになりました」「四ｍ以内に携帯電話があると反応するほど、過敏症が進んでしまいました」。小児科医でもあるブルントラント事務局長は、思い込みによるヒステリーのためではないことを示すために、事務所のスタッフに携帯電話を隠し持たせる実験を何度か行い、携帯電話の電源が入っている時だけ反応したとのことです。ブルントラント事務局長は、「携帯電話についてハッキリと警告するだけの科学的根拠はありません。しかし、警告している科学者を私は理解します。若い人たちほど深刻に考えたほうがいい。予防原則（資料２―１）に従う必要があります」と訴えました（「WHO Director-General & cellphone problems（Translation of Cover story in Norwegian newspaper

"Dagbladet" of March 9, 2002）」http://www.feb.se/NEWS/news2001-2002.html）。

資料２―１：予防原則

予防原則とは何か

「予防原則」の定義は国際的にまだ確立されていない、とされています。しかし現実には、「予防原則」あるいは「予防的方策」という文言が取り入れられている条約、協定、憲法、法律が非常に増えてきました。（略）

一九九二年、ブラジルのリオデジャネイロで「国連環境開発会議」（ＵＮＣＥＤ）が開かれ、いわゆる「環境と開発に関するリオ宣言」が採択され、日本もこれを批准しました。この宣言は環境に関する基本的な国連の思想と、各国が守るべき規範を示しています。その中の第一五原則では、予防原則〔表現はPrecautionary approach（予防的取組方法、環境省訳）〕について、触れられています。（略）

現在、予防原則を推進している国際組織、各国政府、あるいはＮＧＯが主張する概念は、基本的には大きな違いはなく、多くは国連によるリオ宣言第一五原則に依拠しています。（略）

リオ宣言第一五原則

「予防的取組方法（Precautionary approach）は、環境を保護するため、各国の能力に応じて広く適用されなければならない。深刻な、あるいは不可逆的な危害の脅威のある場合には、完全な科学的確実性の欠如を理由に、環境悪化を防止するための費用対効果の大きな対策を延期してはならない」

予防原則はなぜ必要か

近代の科学技術文明は、私たち人間の生活に利便性や快適性をもたらしました。しかし、その一方で、空気・水・土・食物などの環境汚染を生んだのでした。環境汚染は、文明の進展とともに深刻化し、水俣病、イタイイタイ病、カネミ油症事件などの痛ましい公害事件を次々と引き起こしました。こうした犠牲の後ではじめて、人間は、自然の浄化能力に限界があることや、人間が発明した技術には光と影があることを認識したのでした。（略）

こうして、各国で環境保全の取り組みが始まりました。（略）

しかし、対策はどうしても後追いになりがちでした。環境は、一旦破壊されてしまうと、容易には元に戻りません。したがって、環境保全策は、事後的な対策だけでは不十分で、被害を未然に防止するという考え方に立って、早期に必要な対策を講じる必要があります。そのためには「既知」のリスクだけでなく、「潜在的な」リスクに対しても取り組む必要があるのです。ところが、環境は大変複雑で、ある行為や過程と、その被害との因果関係の科学的証明は簡単なことではありません。だからといって、対策をとらないでいると、後になって、因果関係が科学的に確実になったとしても、すでに取り返しのつかないほどの環境破壊や健康被害が進行してしまっているということも考えられるのです。

そこで、科学的不確実性があっても、早期に必要な対策を講じるとの予防原則の考え方が、国際的に広く取り入れられるようになってきました。

（ダイオキシン・環境ホルモン対策国民会議『国民会議ブックレット四　公害はなぜ止められなかったか？　予防原則の適用を求めて』二〇〇五年、三頁、七四〜七五頁）

ＷＨＯも電磁波過敏症を認識

ＷＨＯは〇四年十月二十五〜二十七日に「電磁波過敏症に関するＷＨＯ国際セミナーと作業グル

ープ集会」をチェコのプラハで開き、二六カ国から医師、科学者、産業関係者、行政関係者、患者団体など一二七名が出席しました。これは、電磁波過敏症が国際的にも何とかしなければならない件数に達しており、ＷＨＯとしても、もはや無視できない状況であることを意味しています（文献５、四六〜四七頁）。

この会議などを踏まえて、ＷＨＯは〇五年十二月、ファクトシート「電磁場と公衆衛生　電磁波過敏症」を公表しました。「ファクトシート」とは、公衆衛生に関わる研究の現状をまとめたものです。そこには「ＥＨＳ（電磁波過敏症）の症状が電磁界曝露と関連するような科学的根拠はありません」としながらも、「症状は確かに存在しています」と書かれています。このファクトシートの内容には問題もありますが（第５章）、ともあれ、ＷＨＯは電磁波過敏症の存在を認めたのです。

東京タワーの地デジ電波で過敏症に

東京都内に住む男性会社員Ａさん（三六歳）は、東京タワーからの地デジ電波が引き金になって自分が電磁波過敏症を発症したと確信しています。

化学物質過敏症の発症者が、後から電磁波過敏症を併発するケースは多いのですが、Ａさんも化学物質過敏症から始まりました。西日本から東京への転勤に伴い〇二年七月下旬に入居したマンションが、シックハウスだったのです。入居してすぐ、めまいや、足の裏が痛むなどの症状が出ました。Ａさん本人は、「引っ越し疲れか、新しい職場に慣れていないため疲れたのだろう」と思っていましたが、間もなくシックハウスによる症状だと気づき、九月上旬にこのマンションから転居しました。その際、保健所に依頼してマンション室内のホルムアルデヒド濃度を測定したところ、厚生労働省の指針値（〇・〇八ppm）を上回る〇・一三ppmでした。入居当時の七月はもっと暑かったので、ホルムアルデヒド濃度は、この測定値よりももっと高かったはずです（一般的に化学物質は、温度・湿度が高いほど放散量が増えます）。Aさんはその後、クリーニング洗剤やインクなどにも反応するようになり、〇三年六月に北里研究所病院で化学物質過敏症と診断されました。

〇四年二月、Aさんが仕事の得意先を訪問したところ、そのオフィスがペンキ塗りたてでした。揮発するペンキを多量に吸ったことで、Aさんの化学物質過敏症は重症化してしまいました。手が小刻みに震えたり、自分の体を動かすことさえ大変という状態になり、しばらく会社を休まざるを得ませんでした。

化学物質過敏症の治療の基本である、軽い運動で汗をかいて解毒するなどの努力により、二カ月後の四月に職場復帰することができました（Aさんが化学物質過敏症によって被った影響は大きいですが、この病気の発症者の中には、数年以上も社会復帰できない人もいます）。

職場復帰から四カ月後の八月下旬、別の得意先へ行った際、Aさんは突然、今まで経験した化学物質過敏症の症状とは異なる症状に襲われました。目の奥がジーンとしびれ、体全体に電流が流れているようなピリピリとした感じがして、気分がとても悪くなりました。この得意先には四月にも何度か行っていましたが、その時には出なかった症状でした。この得意先は東京タワーから約一kmの近さでした。Aさんが「化学物質過敏症の発症者は、電磁波過敏症にもなりやすい」という知識を持っていたことから、「もしかして東京タワーからの電波の影響かも」と考え、調べたところ、ちょうど八月二日から地デジ電波の出力がアップしていたことを知りました（表2—7）。

Ａさんは九月に入ってからも、その得意先に時々行きました。行くと必ず同じような症状が出て、しかも、だんだん強く出るようになりました。最寄りの地下鉄駅から地上に出た時から、足を動かしにくく体が重く感じましたが、その得意先のオフィスにいる時に、もっとも強く症状が出ました。オフィスが九階という高い位置だったため、電波がより強かったのかもしれません。

もちろん、Ａさんの症状と東京タワーからの地デジ電波との因果関係が証明されているわけではありません。それを証明することは困難です。しかし、この得意先の近くだけに特有の症状が戸外、室内で共通して出ることや、化学物質に反応したときと症状が異なること、四月に同じ場所に来た時には症状が出ていなかったことから、Ａさんは出力が上がった地デジ電波による影響だと確信しています。

Ａさんはこの得意先に五、六回通いましたが、それ以上通い続けると体が危ないと考え、会社と相談してこの得意先を自分の担当からはずしてもらいました。

しかし、これがきっかけとなり、Ａさんは電磁波過敏症を発症してしまいました。いったん発症すると反応する対象が広がるのは、化学物質過敏症と電磁波過敏症に共通する現象ですが、Ａさんもそうでした。十月ごろになると、携帯電話やＰＨＳで三十分ほど通話すると症状が出るようになりました。最初は鼻の奥が痛くなるなどの症状から始まりました。電磁波過敏症がもっとも重かった翌〇五年三月ごろには、携帯電話を使うと頭が朦朧として、気分がひどく悪くなりました。ＰＨＳの場合は症状が違って、後頭部に針金で刺すような痛みを感じました。自分で使わなくても、電車内で隣に

表2—7：東京タワーからの地デジ電波出力（空中線電力）

2003年12月1日	【放送開始】NHK総合300W、教育・民放5局15.5W
2004年　8月2日	（第2段階へ向け段階的に出力アップ開始）NHK総合410W
8月9日	NHK教育・民放5局140W
8月31日	【第2段階】NHK総合410W、教育・民放5局700W
2005年　8月15日	（フルパワーへ向け段階的に出力アップ開始）
10月3日	【フルパワー】各局10kW

（NHK放送文化研究所『放送研究と調査』2004年10月、総務省関東総合通信局のプレスリリース2003年11月21日 http://www.kanto-bt.go.jp/if/press/p15/p1511/p151121a.html、同2005年8月10日 http://www.kanto-bt.go.jp/if/press/p17/p1708/p170810.html、東京都電機商業組合のウェブサイト http://www5.ocn.ne.jp/~tds/koushuu6.htmlから作成）

座った人が携帯を使うことで体調が悪くなったこともありました。自宅内でも、リビングに長時間いると気分が悪いことがありました。自宅近くのビルの上に、マイクロ通信用のアンテナがあったため、この影響ではないかと考えたＡさんは思い切って自宅マンションを売却し、化学物質過敏症発症以来三度目となる転居に踏み切りました。

現在、Ａさんは完治はしていないものの、化学物質・電磁波過敏症は改善しています。理解のある上司にめぐまれ、内勤中心の勤務にしてもらい、仕事を続けることもできています。治療のためさまざまな努力を試みましたが、ホメオパシーや整体体操は特に有効だったそうです。また、前述の三度目の転居自体も症状改善には欠かせなかったと感じているそうです。

Ａさんは「東京タワーがフルパワーになったら、都心に立地している自分の職場にいられなくなるのではないか、そうなったらどうやって生活していけば良いのかと、とても不安でした。幸い、フルパワーになっても症状は悪化しませんでしたが、今でも、いつなんどき、症状がぶり返すかもしれないという不安を抱えながら生活しています」と話しています。

電磁波過敏症は、まだ病気として公認されていません。また、薬を飲めばすぐに治るというわけではなく、回復まで数カ月、数年という単位の時間がかかります。Ａさんは周囲の理解にも恵まれ、比較的早期に社会復帰しましたが、症状と周囲の無理解の両方に苦しみながら、長い闘病生活を送っている過敏症発症者が大勢いるのです。

第3章　電磁波問題への対応

電磁波と健康影響の関係について証明はされていないものの、健康影響を疑うには十分な研究報告がなされていると言えます。電磁波問題について、各国はどのような対応を取っているでしょうか。

各国の電磁波対策

世界各国をみると、国際非電離放射線防護委員会（ＩＣＮＩＲＰ）の国際指針値を、ほぼそのまま基準値にしている国が多いようです（日本、米国、韓国など）。その一方で、このガイドラインが非熱作用による健康影響を考慮していないことなどから、予防原則や「慎重な回避」の考え方に基づいて、独自にさらに厳しい基準値を設定した国もあります（スイス、イタリア、中国など。表2―8）。

ＩＣＮＩＲＰガイドラインに準じた基準値を採用している国でも、人口密集地を抱える自治体（州、市など）などが、独自に厳しい基準を設定している場合があります（パリ、ザルツブルグなど。表2―9）。

携帯電話基地局からの高周波電磁波について、世界でもっとも厳しい指針値を設定しているオー

表2—8：各国の高周波電磁波基準値など（500MHzの場合＊）

国	基準値など（μW/cm²）	備考
英国	2600	ただし「スチュアート報告」以降は、ICNIRPの国際指針値を事実上採用
日本	333	f÷1.5（300MHz～1.5GHzの場合）
米国		
韓国	250	ICNIRPの国際指針値と同じか同程度 f÷2または1.375√f V/m（400MHz～2GHzの場合）
スウェーデン		
オーストラリア		
ドイツ		
フランス		
ベルギー	62.5	f÷8（400MHz～2GHzの場合）
イタリア	100（曝露限界）	（3MHz～3GHzの場合）［ラジオ・テレビ放送システム、携帯電話基地局等に対して適用］
	10（注意値）	（3MHz～300GHzの場合）［同上］人々が1日4時間以上滞在する区域、住宅、学校、病院など
中国	40（中間区）	（300MHz～300GHzの場合）常時滞在しない場所。工場や事務所は建てられるが住宅、学校、医療施設は建設できない
	10（安全区）	（同上）すべての人が長期に居住し、働き、生活する場所
ロシア	10	（300MHz～300GHzの場合）
ポーランド		
スイス	2.4（3V/m）	（放送その他無線応用の送信設備で中波・長波以外の場合）住宅、学校、病院など

fはMHzを単位とする周波数
＊東京タワーから送信されている地上デジタル放送の周波数（512～566MHz）に合わせた
（総務省「諸外国における電波防護規制等に関する調査報告書」2004年3月 http://www.tele.soumu.go.jp/j/ele/body/pr/2005/report.pdf、WHOのウェブサイト http://www.who.int/docstore/peh-emf/EMFStandards/who-0102/Worldmap5.htm から作成）

表2—9：各国自治体の高周波電磁波指針値など

オーストリア・ザルツブルグ州	屋内0.0001μW／cm² 屋外0.001μW／cm²	第三世代携帯電話に備え、敏感な人々にも対処するために、携帯電話基地局からの放射電磁界の総和に対する勧告
パリ市	2V／m（1.06μW／cm²）	携帯電話基地局について。24時間平均値
イタリア・ラツィオ州	3V/m（2.4μW／cm²）	

（総務省「諸外国における電波防護規制等に関する調査報告書」2004年3月から作成）

ストリアのザルツブルグ州は、二〇〇〇年に研究者による国際会議を開きました。そこでは、これまで報告があった携帯電話の電波による健康影響ついて、表2—10のように報告されました。

同会議では以下の内容を含む「携帯電話基地局に関するザルツブルグ決議」を採択しました（科学と社会を考える土曜講座・電磁波プロジェクト製作・翻訳、ガウスネット発行『ザルツブルク国際会議議事録』一二六頁）。

基地局からの低い線量の被曝による生体影響の環境評価はいまだ困難であるが、公衆の健康を守ることは必要不可欠なことである。健康に影響を及ぼすしきい値が存在するという証拠はまだない。明確な被曝限度値はいまだ明らかではないと考えられているのであるから、予防原則が考慮されるべきである。すべての高周波被曝の総計としては一〇〇mW／m²（一〇μW／cm²）の限度以内であることが提案された。公衆の健康を防護する予防策としてGSM（第二世代携帯電話）基地局から発せられるような低周波パルスに変調された高周波被曝のすべての合計総量について予防原則的なガイドラインとして一mW／m²（〇・一μW／cm²）が勧告された。

表２―10：電力密度ならびにＳＡＲに応じた携帯電話からの高周波・マイクロ波の生物影響（一部）

電力密度	報告された生物影響	文献
0.168～1.053μW／㎠	RFR（高周波）を５世代にわたって被曝したマウスに不可逆的な不妊が生じる。	Magras & Xenos, 1997
0.16μW／㎠	学童に現れた運動機能、記憶、注意力への影響（ラトビアで）。	Kolodynski, 1996
0.2～8μW／㎠	AM・FM局からの高周波被曝により小児白血病が２倍増加。	Hocking, 1996
1.0μW／㎠	雄マウスへのマイクロ波の全身照射によって免疫機能へ重大な影響が見られた。	Fesenko, 1999
1.0μW／㎠	低出力マイクロ波を５時間照射すると、Ｔ細胞とマクロファージの免疫機能が高まる。	Novoselva, 1999
1.3～5.7μW／㎠	AMのラジオ波被曝により成人での白血病が２倍増加。	Dolk, 1997
約２～4μW／㎠	細胞のイオン関門（アセチルコリン関門の開口）へ高周波が直接影響する。	D'lnzero,1988
4～10μW／㎠	児童における視覚の反応時間の遅滞、テストでの記憶力の低下。	Chiang, 1989
5～10μW／㎠	神経系の機能の低下。	Dumansky, 1974
10μW／㎠ （0.0027W/kg SAR）	0.5時間被曝後に生じた能動回避行動（条件反射）における変化。	Navakatikian, 1994
10～20μW／㎠	1250～1350MHzのマイクロ波を経年的に被曝してきた労働者において、染色体異常の増加がみられた。	Garaj-Vrhovac, 1999
10～25μW／㎠	脳の海馬における変化。	Belokrinitsky, 1982
30μW／㎠ （0.015W/kg SAR）	免疫系への影響：プラーク形成細胞（抗体産生細胞の１つ）の増加。	Veyret,1991
50μW／㎠	（記憶や学習機能に大切な）レム睡眠が18%減少した。	Mann,1996
100μW／㎠	免疫機能の変化。	Elekes, 1996
100μW／㎠ （0.027W/kg SAR）	６時間照射後にテストステロン分泌が24%低下した。	Navakatikian, 1994

（科学と社会を考える土曜講座・電磁波プロジェクト製作・翻訳、ガウスネット発行『ザルツブルク国際会議議事録』2001年、51頁）

ザルツブルグ州は、この勧告に基づいて〇・一μW／㎠を指針値としました。「決議」が述べているように、「この数値以上だと危険」ということが科学的に証明されているわけではありません。しかし、公衆の健康を守るための予防策を取ったのです。

さらに〇二年には、第三世代携帯電話サービス開始に備え、敏感な人々にも対処するために、屋内〇・〇〇〇一μW／㎠、屋外〇・〇〇一μW／㎠という、より厳しい値を遵守するよう勧告しました。

送電線や携帯電話への対策

基準値を厳しくするのではなく、送電線や携帯電話などについて個別に対策を取っている国や自治体が多いようです（英国、スウェーデン、米国の一部の州など。表2―11）。

表2―11：各国における電磁波対策

英国	・二〇〇〇年五月、英国放射線防護庁の「携帯電話に関する独立専門家グループ」が、十六歳以下の子供は必要なとき以外は携帯電話使用を控えることなどを盛り込んだ報告書「携帯電話と健康」（スチュアート報告）を発表。*1 ・携帯電話中継基地局の所在地、高さ、出力などをインターネットで公開。*3
ドイツ	・二〇〇〇年七月、政府放射線防護委員会委員長が「両親は子どもを携帯電話から遠ざけるべきだ。企業は子どもを宣伝対象にすべきではない」。*3 ・二〇〇一年、携帯電話業者は、「携帯電話事業者が基地局を設置する場合、管轄自治体である市町村との連絡を円滑にするよう協力関係を改善する」「携帯基地局設置場所が、幼稚園や学校などから離れるよう代替案を調査し検討する」などの自主的取り組みと引き替えに、基準値を厳しくしないことを求める要望書を連邦首相に提出。*1

	・二〇〇二年六月、ドイツ商品安全・表示協会は、連邦環境省管轄下の連邦環境局と連携して、SAR値〇・六W／Kg未満などの基準を満たす携帯電話機に環境マーク「ブルーエンジェル」を貼付する制度を発表。しかし、携帯電話メーカーは、一部の携帯電話にこのマークを貼ると他の製品は危険というイメージが持たれるとの危惧からマーク認証申請をせず。*1
フランス	・二〇〇一年一月、専門家グループによるフランス保健省への報告書で、携帯電話について、電波が弱い所ではなるべく使わない、イヤホンマイクを使う、妊婦の腹部や若者の生殖腺の近くに携帯しないことなどを推奨した。*4 ・二〇〇三年十二月から、基地局設置場所や電磁界強度の測定値に関する情報をウェブサイトで閲覧可能に。*1
イタリア	・一九九七年、アブルッツォ州は、三五〇Wまでの携帯電話基地局は民家から五〇m以上離し、三五〇W以上のテレビ・ラジオ放送アンテナは民家から一km以上離すよう規制。*1 ・二〇〇一年二月、「電界、磁界、電磁界の曝露に対する防護枠組み法」を制定。(a)電界、磁界、電磁界のある一定のレベルへの曝露の影響から労働者および一般公衆の人々の健康を保護すること、(b)長期的影響を評価するために科学的研究を促進することと、欧州連合条約一七四条二項にある予防原則に沿う予防的措置を採用すること、(c)最良の利用可能な技術を用いて電界、磁界、電磁界の強度と影響を最小化することを狙いとして、環境・景観を保護すること、技術革新を促進すること、汚染を除去するために活動すること—を目的とする。*1 ・二〇〇二年一月、トスカーナ州は民家や幼稚園から五〇m以内の携帯電話基地局設置を禁止。*1 ・エミーリァ・ロマーニャ州は、テレビ・ラジオ放送アンテナは民家から三〇〇m以上離すよう求める。*1
オランダ	・二〇〇二年、居住用建造物の屋上に設置面からの高さが五m以下のアンテナを設置する場合、建築許可は不要（同五m超の場合は必要）とするが、所有者が承諾しても当該建造物に居住する世帯の過半数が反対した場合は設置しないことに。*1 ・二〇〇五年十月、政府が「十五歳以下の子どもが長時間過ごす学校や保育園で四mG以上の電磁波が生じる状況は極力避けるべきだ」と地方自治体や電力会社に勧告*2 ・中央政府は、高圧送電線が通っている場所への住宅建築（宅地開発）は避けるよう自治体に

	対して勧告。*1
スイス	・二〇〇〇年二月、非電離放射線防護関連法を制定し、予防原則に基づいた電磁波の基準値を設定。*6 ・環境森林景観庁は二〇〇六年に発行した電磁波についての国民向け解説ブックレットで、高周波電磁波による影響として、テレビ・ラジオ送信機による白血病・リンパ腫、ラジオ送信機による睡眠障害、携帯電話による脳腫瘍・電磁波過敏症などが「あり得る」と記載し、予防措置を講じることを推奨。*6
スウェーデン	・一九九五年から、二〜三mGを基準に送電線から一km以内の幼稚園、小学校の移動を勧告。*5 ・テレビ、パソコンのブラウン管について、画面から三〇cmで二mG以下に規制。*5
米国	・フロリダ州は、電線や鉄塔の周辺に児童を近づけないよう規制。*5 ・カリフォルニア州アーバイン市で、四mG以上の地域に住宅や子ども施設の建設を禁止。*5 ・二〇〇一年九月、通信会社の最大手AT&Tワイアレスが、全米携帯電話ユーザー一六四〇万人にイヤホンマイクの無償提供を開始。*3
バングラデシュ	・二〇〇二年、十六歳未満の携帯電話の使用を禁止。*5
オーストラリア	・携帯電話基地局設置に際し、事業者による管轄の市役所への計画書提出・ハザードマップ（危険度を示した地図。アンテナの位置、放射パターンなどを示す）作成や、市役所による市民への計画公表・市民からのコメント収集などを義務づけ。*1
ニュージーランド	・二〇〇〇年十二月に制定された環境ガイドラインで、学校や病院、老人ホームなど、及びそれらの近隣には通信塔を設置しないよう推奨。*1

*1総務省「諸外国における電波防護規制等に関する調査報告書」二〇〇四年三月
*2『読売新聞』二〇〇六年十一月七日
*3植田武智『危ない電磁波から身を守る本』コモンズ、二〇〇三年
*4「Mobile Telephones, Base Stations and Health」二〇〇一年 http://www.mcluk.org/zmirou/zmirou.pdf
*5電磁波問題市民研究会『暮らしの中の電磁波測定』緑風出版、二〇〇六年
*6スイス環境森林景観庁発行、市民科学研究室訳「Electrosmog inthe environment」

日本は無策

日本は極低周波について、経済産業省令による電場の基準を「人が容易に立ち入る場所の地上一mにおいて三kV／m以下」としています。これは静電気に接した時のようなパチッとする不快感を感知させないという観点から定められました。磁場の基準値は設けていません。

高周波については、郵政省（現総務省）が「電波防護指針」を定め、一九九九年以降、法的規制が行われています。前述の通り、これはICNIRPの国際指針値とほぼ同じで、やや高くなっています。また、世界各国が取り組んでいるような個別対策について、日本は何も講じていないことは、皆さんご承知の通りです。

ICNIRPの国際指針値と同程度の基準値を採用しつつ、個別対策もほとんどまったく講じていないという意味で、日本は極めて特異な国だと言えます。

しかし、先進的な取り組みを行う自治体が、日本にも現れてきました。福岡県篠栗《ささぐり》町で「篠栗町携帯電話中継基地局の設置に関する条例」が町議会で賛成多数で可決され、〇七年二月から施行されました。

同条例は、その「前文」に「この（中継基地局の）建設をめぐり、地域住民への事前の説明が行われず住民の合意がないまま建設が行われるため、紛争となる場合もあります。紛争の主な理由は、基地局の発する電磁波による特にこどもの脳腫瘍・白血病などの発がん性のおそれやペースメーカーへの悪影響の可能性が指摘されているためです」と書かれています。

そのうえで同条例は、中継基地局の設置・改造にあたり、事前協議書と事業計画を町に提出することや、近隣住民への説明会の開催を義務づけています。設置場所については、保育園・幼稚園・小中学校・児童館・病院・介護施設・通学通園路からなるべく離れた地点になるよう努めることを事業者に求めています。事業者が違反した場合は、その事実を町の広報誌やウェブサイトで公表するとしています。

第４章　放送タワーからの電磁波

携帯電話機からの電磁波に比べて、新東京タワーのような放送タワーや、携帯電話基地局からの電磁波は弱いものです。しかし、携帯電話を一日中寝ないで使用する人はいないでしょうが、放送タワーや基地局の近くで生活している人々は昼夜を問わず、しかも長期間にわたって曝露され続けることになります。

放送タワーや基地局からの電磁波と健康影響の関連を調べた疫学研究は、元京都大学講師で電磁波環境研究所の荻野晃也所長によると表２―12の通りのものがあります。この表を見ると、がんの発症リスクが増加するという研究報告が目立ちます。

オーストラリアでの研究

このうち、電信電話会社「テルストラ」の専属医だったホッキングらは、オーストラリア・ニューサウスウェールズ州シドニー郊外にある三つのテレビ・ラジオ放送タワー（実効輻射電力計九〇〇kW以上。高さ平均一三〇m）と十四歳以下の小児がんとの関係を調べ、一九九六年に報告しました。

表2―12：放送タワー・携帯タワー周辺のがん疫学研究のまとめ

論文名	発表年	国名	調査場所	ガンの種類	増加率	95%信頼区間	コメント
［放送タワー］					倍		
ホッキング	1996	豪州	シドニー	小児白血病	2.32	1.35～4.01	4km以内
				小児リンパ性	2.74	1.42～5.27	4km以内
	2000	豪州	シドニー	小児白血病	3.3	1.9～5.7	地域別
ドルク	1997	英国	サットン	大人白血病	1.83	1.22～2.74	2km以内
				大人リンパ性	3.57	0.74～10.43	2km以内
ドルク	1997	英国	全英国	大人白血病	0.97	0.78～1.21	2km以内
アンダーセン	1986	米国	ホノルル	小児白血病	2.08	――	周辺
マスカリネック	1994	米国	ホノルル	小児白血病	2.1	1.08～3.65	4.2km以内
				家族のガン	3.4	――	4.2km以内
セルビン	1992	米国	サンフランシスコ	全ガン	4.88	――	1km以内
保健所の調査	1998	伊	バチカン	小児白血病	6～3	――	人数少ない
クーパ	2001	英国	サットン	全白血病	1.32	0.81～2.05	2km以内
ミケロッジ	2002	伊	バチカン	小児白血病	2.2	1.0～4.1	6km以内
キュン・パク	2004	韓国	10サイト	小児白血病	2.29	1.05～5.98	2km以内
［携帯タワー］							
ウォルフ	2004	イスラエル	ネタンヤ市	全ガン	4.15	――	周辺
				全ガン（女性）	10.5	――	
イーガー	2004	ドイツ	ナアイラ市	全ガン	3.0	――	400m以内

（荻野晃也『健康を脅かす電磁波』緑風出版、2007年、75頁）

ホッキングは、三つのタワーから近い三自治体と、その周囲の六自治体を比較しました（図2―4）。脳腫瘍の発症率と死亡率の増加は見られませんでしたが、白血病の発症率は一・五八倍（九五％信頼区間一・〇七～二・三四）、死亡率は二・三二倍（同一・三五～四・〇二）と、有意に増加しました。リンパ性白血病に限ると、発症率は一・五五倍（同一・〇〇～二・四二）、死亡率は二・七四倍（同一・四二～五・二七）という結果でした。

また、タワーから近い三自治体と、ニューサウスウェールズ州全体を比較したところ、白血病の発症率は一・八倍（同一・二～二・五）、死亡率は二・四倍（同一・四～三・七）

と、有意に増加しました。一方で、タワーから遠い六自治体と州全体との比較では、発症率一・一倍（同〇・九〜一・四）、死亡率一・〇倍（同〇・七〜一・四）と、増加は見られませんでした。

電磁波の強さ（電力密度）は実際に測ったのではなく、計算から求め、放送タワーから近い三自治体で〇・二〜八・〇μW／㎠でした。

放送タワーからの電波と小児白血病が関連する可能性を示したホッキングらのこの報告に対して、シドニー大学のマッケンジー教授らが「自治体ごとに調べたところ、タワーから近い三自治体のうち一自治体（レインコーブ）のがん発症率が高かったが、他の二自治体は高くないので、電磁波とがん発症との関連性は明らかではない」と批判しました。これに対するホッキングらの反論を補強して、ニュージーランドのチェリー准教授（リンカーン大学）は「レインコーブの居住者は出力が一番高いタワー一とタワー二にもっとも近いところに住んでいて、そのタワーからはシドニーの人口の大半が住む北東部に焦点が向けられているので、電波被曝量と発症率は対応している」旨、指摘しています（科学と社会を考える土曜講座・電磁波プロジェクト製作・翻訳、ガウスネット発行『ザルツブルク国際会議議事録』九四頁）。

英国での研究

英国のドルク（ロンドン大学衛生熱帯医学校）は、英国バーミンガム市の北側のはずれに建つサットンコールドフィールドテレビ・ＦＭラジオ放送タワー（実効輻射電力計四七五〇㎾。高さ二四〇ｍ）の成人白血病について調査しました。白血病発症率の国家統計から求めた予想値と実際の発症者数とを

図２―４：ホッキングが研究の対象としたエリア

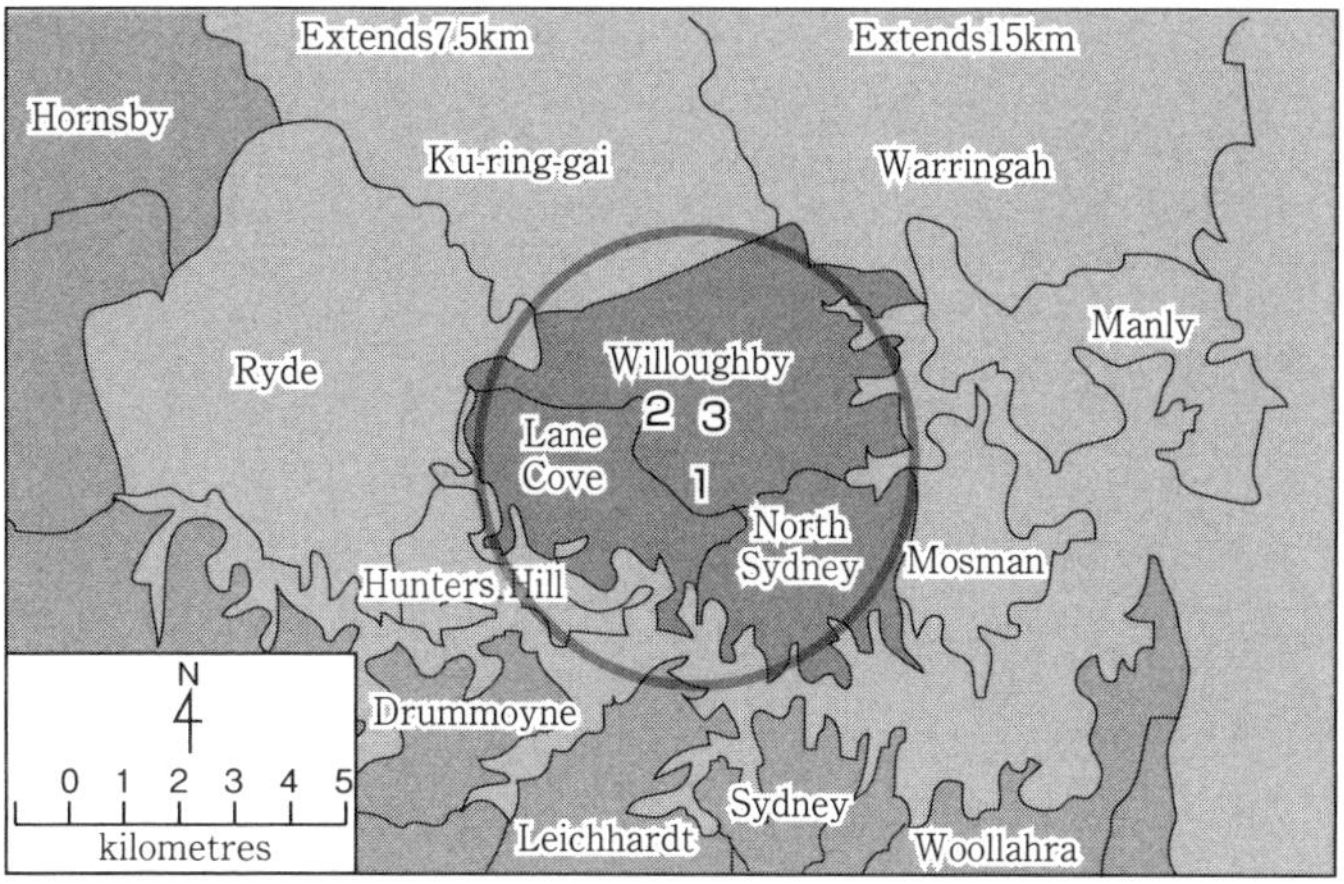

北シドニーの自治体とテレビタワー（1～3）。Lane Cove、Willoughby、North Sydneyが、この研究におけるタワーに近い3自治体。Ryde、Ku-ring-gai、Warringah、Manly、Mosman、Hunters Hillがタワーから遠い6自治体。円はタワーの中心から4kmの範囲を単に参考のため示した。
（Hockingら「Cancer incidence and mortality and proximity to TV towers」1996年 http://www.mja.com.au/public/issues/dec2/hocking/hocfig1.html）

表２―13：サットンコールドフィールドタワーからの距離と、観察値／予想値比

	0～2km	2～4.9km	4.9～7.4km	7.4～10km
急性白血病	1.86	0.95	0.99	0.75
急性骨髄性白血病	1.02	0.97	1.00	0.74
急性リンパ性白血病	3.57	1.52	0.83	0.85
慢性骨髄性白血病	1.23	0.87	1.62	0.78
慢性リンパ性白血病	2.56	2.31	1.27	1.12

（ドルクら「Cancer Incidence near Radio and Television Transmitters in Great Britain」1997年）

比較した結果、タワーから二km以内で全種類の白血病が一・八三倍（九五％信頼区間一・二二～二・七四）、慢性リンパ性白血病が二・五六倍（九五％信頼区間一・一一～五・〇五）でした。タワーからの距離と発症との相関関係も見られました（表2—13）。

しかし、ドルク自身が英国の他の二〇カ所のタワーについて調べたところ、サットンコールドフィールドのような、タワーからの距離と発症との相関関係が認められませんでした。

チェリー准教授は、ドルクによる他の二〇カ所についての報告をあらためて検討しました。すると、タワーから五～六km離れたところで発症率比がピークになるというパターンが見出せました。このためチェリー准教授は、サットンコールドフィールドの結果とその他の結果は矛盾するものではなく、電波の種類と強度パターン、周辺地域の人口分布などを考慮に入れれば電波とがん発症との相関関係が見出せると述べています（文献9、一六頁）。

イタリアで「放送タワー有罪」

イタリアでは、放送タワーからの電磁波が刑事事件になりました。

ローマ法王庁のバチカン放送局は、世界に約四〇カ国語のラジオ放送電波を送信していますが、強力な電磁波により電気器具などの異常が絶えないとの苦情が周辺住民からあったほか、周辺で白血病が多いとの指摘もありました。イタリアで〇一年二月に電磁波を規制する法律が制定され、周辺住民の訴えにより、バチカン放送局幹部三人が起訴されました（『朝日新聞』二〇〇一年三月十九日）。ローマ地裁は〇五年五月、バチカン放送の電磁波により住民の健康が脅かされたなどとして、元バチカン放送運営委員長ら二人に禁固十日（求刑同十五日）の執行猶予付き有罪判決を言い渡しました（共同通信、二〇〇五年五月十日）。

北京では放送タワーを移動へ

すでに建っている放送タワーを人口密集地から離そうという動きもあります。

中国の『上海日報』は、放送タワーからの電磁波による市街地への影響を考慮して、北京市がテレビ塔などを移動することにしたと、以下のように報じました（『上海日報』二〇〇六年十一月三十日。http://english.eastday.com/eastday/englishedition/nation/userobject1ai2478788.html）。

北京市環境保護局によると、ダウンタウンの電磁波汚染を減らすため、北京市は五年以内に四基のラジオ・テレビ塔を新しい位置へ移動する。朝陽区の二基の国営ラジオ塔と北京ラジオ塔、月壇公園内の予備の中国中央テレビ塔が移動されると、北京市環境保護局の杜少中副局長が言った。杜副局長は「四基の塔からの電磁波は規制値以下だが、人口が密集した近くの住宅地にとって、あまりに大きい電磁波リスクを示している」と言った。（略）

杜副局長は、北京市は他の塔に対しても汚染の危険性があれば必要に応じてそれらを移動させて対処するだろうと言った。

米国の新タワー反対運動

米国コロラド州デンバー市郊外にあるルックアウト山には、テレビ、ラジオ、携帯電話、防災無線など六〇〇基以上の送信アンテナが建っており、米国の基準値を二〇％上回る電磁波に曝露されている地域もあります。地元住民にがんが多発しているという調査結果も出ており、住民は「テレビやラジオの送信施設から発生する電磁波が原因ではないか」と疑っています。米国でも地上デジタル化が進められており、地デジ用の「スーパータワー」をさらに建設する計画に対して、住民が反対運動を続けています（加藤やすこ「テレビやラジオの電波も人体に有害？」『建築ジャーナル』二〇〇七年四月）。

名古屋の新タワー反対運動

放送タワーと健康影響について日本での動きとしては、名古屋の新タワー構想が住民の反対などで頓挫した経緯があります。

愛知、岐阜、三重県へ電波を送信するテレビ六社は、名古屋市の東山公園内にデジタル放送用タワーを建設する構想を打ち出し、一九九九年に市へ協力を要請しました。現在の「名古屋テレビ塔」（名古屋市中区）は、老朽化などでデジタル放送の送信機器を増設する余力が小さいなどの事情があったためです。しかし、周辺の環境破壊や電磁波が健康に与える影響への不安などから、反対運動が起こりました。二万二千人を超える署名と、反対の請願が市議会に提出されました（『中日新聞』二〇〇一年五月二十九日）。また、都市公園法は公園内のテレビ塔建設を認めていないとの国の見解により、同公園内に建設するためには法改正が必要でした。

名古屋市は、これらの事情を総合的に判断して、二〇〇一年五月にタワーの建設は認められないとの結論を下しました。

瀬戸市の新タワー反対運動

名古屋市東山公園の新タワー建設構想の頓挫を受けて、約一〇km東にある愛知県瀬戸市がタワー誘致の名乗りを上げ、同市が新たな候補地となりました。同市でも大勢の住民が反対の声を上げ、一万八〇七三人の反対署名を集めるなど運動を展開しましたが、結局着工され、二〇〇三年十一月に瀬戸デジタルタワー（高さ二四四・七m、海抜高三五二m、写真2―1）が完成しました。

電通総研は、新東京タワーの必要性を説いたレポートで、先行事例の瀬戸タワーを紹介し、次の

写真2―1：瀬戸デジタルタワー

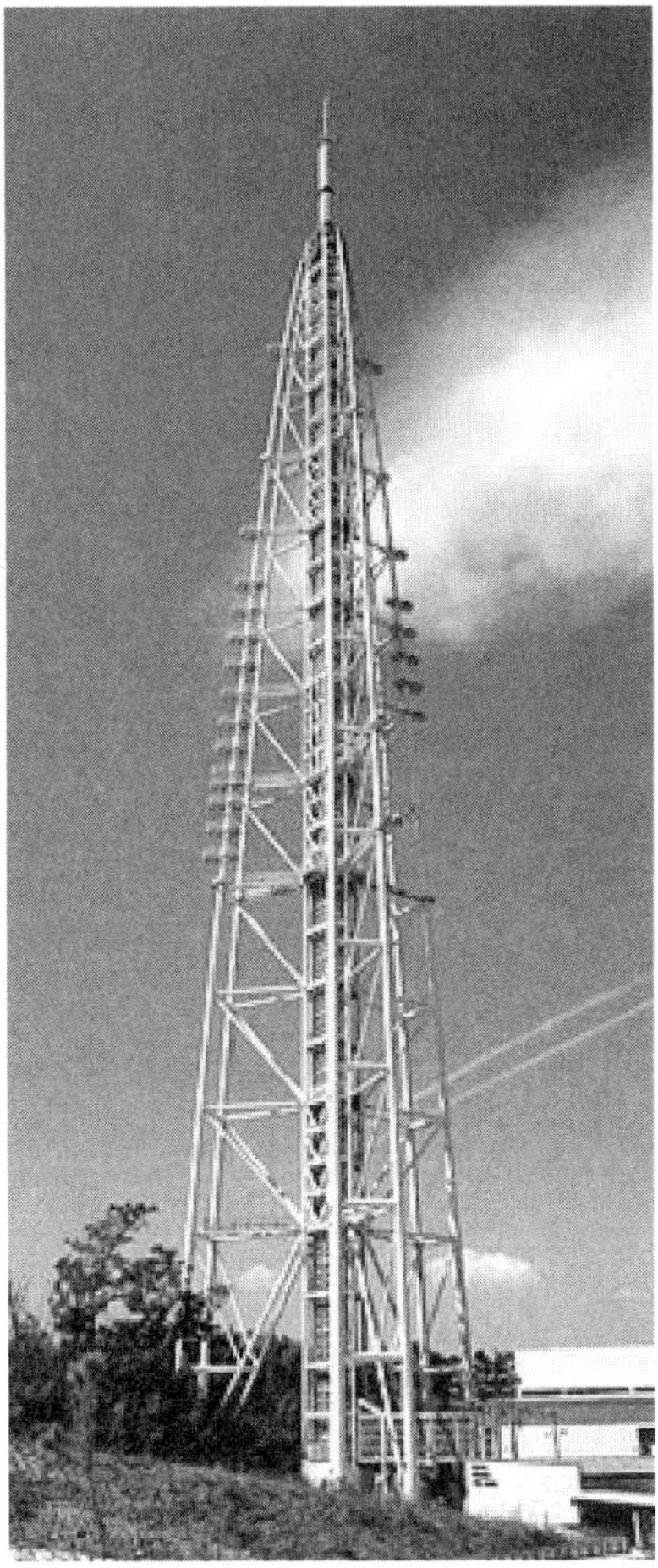

（NHKのウェブサイトhttp://www.nhk.or.jp/nagoya/ti_degi/01-seto/）

ように書いています（電通総研「地上デジタル放送の普及動向とインフラ整備のあり方に関する調査研究」二〇〇四年十月）。

瀬戸タワー建設でも、（名古屋市と）同様に住民や関係団体の反対運動などはあったが、それまでの住民対策で学んだ様々な経験や反省点を活かし、非常にきめ細かく真摯に対応したことが、結果的には地域住民との信頼関係を構築できた最大の要因だと関係者は指摘する。

電磁波問題については、様々な諸説があるため議論が分かれるのは当然である。よって、瀬戸タワー建設の際は、なるべく感情的な議論を避けるため、WHOの調査結果をベースに国が策定した基準値を一つの判断指標とし、各エリアにおける電磁波の影響をきちんと測定し住民に公表した。（略）そうしたきめ細かな対応は、首都圏や大阪でも求められる視点であろう。

これを読むと、テレビ各社側の努力によって住民側の理解を得て円満に建設されたかのようです。当時、瀬戸タワーからの電磁波による健康影響の恐れなどについて瀬戸市議会で質問した、加藤徳太郎市議は、「NHKなどがバスにテレビを乗せて、『デジタルになると、こんなにきれいになる』と見せて回るなど、確かに一部の市民には『きめ細かな対応』を取っていました。その一方で、タワーに反対するお母さんたちが、異なる立場の専門家による討論会開催を求めましたが、市は拒否しました。タワーからの電波は測定され公開されていますが、国の基準値が高すぎるので上回るはずはなく、タワーのすぐ近くにある学校の子どもたちの健康について追跡調査などはしていないので、タワーの電磁波による影響が本当にないのかどうかは分かりません。電磁波について市民の不安が解消されたわけではなく、電磁波問題の動向について市民と情報交換を続けています」と話しています。

北向きのヒマワリ

○五年五月、地元住民が瀬戸デジタルタワーから一五〇～一八〇m北にある畑にヒマワリの種をまいたところ、七月にいっせいに咲きましたが、本来なら東から南東を向いて咲くヒマワリが、ここで咲いた一〇〇〇本すべてが太陽に背を向けて、北から北東の方角へ向かって咲いたのです（『フライデー』二〇〇五年八月十二日）。

花が咲く前の若いヒマワリは、先の方にある葉が常に太陽に直面するよう茎を曲げながら伸ばすので、朝は東を、昼は南を、夕は西を向き、夜の間に立ち上がって明け方前にはまた東を向く――というサイクルで、先端部が太陽を追って動きます。そして、つぼみから花になるころから、西方向への首振り幅が日に日に小さくなり、花はどんどん東に傾きます。そして花が完全に開いたころには、東を向いたまま運動をやめます（瀧本敦『ヒマワリはなぜ東を向くか』中公新書、一九八六年、二七～三三頁）。なので、ヒマワリは東を向いて咲きますが、やや西へ振れたまま運動をやめた場合は、南東へ向くことになるようです。

『フライデー』記事によると、ヒマワリが太陽のほうを向くのは成長ホルモンの働きによるものであり、「なんらかの事情で、瀬戸市のヒマワリはホルモンのバランスが崩れている可能性が高い」とのことです。また、北向きヒマワリ群生地の周辺を調べたところ、タワーから約一・五㎞離れた畑でも北東を向いて咲くヒマワリがありましたが、タワーとの間に家などの障害物があるヒマワリは、南東を向いて咲いていました。このため、タワーからの電磁波を浴びていたヒマワリが、ホルモンバランスを崩して北を向くようになったのではないかと疑われています。

タワー電磁波説のほか「フェロシルト」説もありました。この場所ではかつて建築資材として土砂を採取し、その跡をフェロシルトで埋めていました。フェロシルトは酸化チタン製造の副産物で、無害と考えられ埋め戻し材として利用されていましたが、微量の放射線が出るほか、六価クロムなどが含まれていて土壌を汚染することが分かり問題になりました。

電磁波説、フェロシルト説とも、もちろん証拠はありません。しかし、異変が起きたことは事実です。

東京タワーからの電波

東京タワーから送信されているテレビ電波の出力は、アナログテレビ放送が五一二・五kW、地上デジタル放送が七八kWです（表2—14）。この「出力」とは、正確には「空中線電力」のことで、電波を発生させ変調してアンテナへ送り出す「送信機」からの出力の大きさを示しています。アンテナは特定の方向だけに電波を送信することにより電波を強める働きがあるため、アンテナから出る電波の強さを示す「実効輻射電力（ERP）」は、空中線電力より大きくなります。この実効輻射電力でみると、東京タワーからのアナログテレビ放送の電波が計三三九六・二kW、地デジが計三六一kWで、地デジはアナログの約一〇分の一です（しかし、ドイツのNPOであるエコログ研究所の機関誌『EMFモニター』二〇〇六年十月号に掲載された記事（NPO法人市民科学研究室が翻訳）には、「アナログ波での平均送信出力は、最高出力の約五分の二でしかなく、デジタル波と平均送信出力値を正しく比較するには、ア

表2－14：東京タワーからの空中線電力と実効輻射電力（kW）

	アナログテレビ				地上デジタル	
	空中線電力		実効輻射電力		空中線電力	実効輻射電力
	映像	音声	映像	音声		
NHK総合	50	12.5	240	60	10	48
NHK教育	50	12.5	270	69	10	48
日本テレビ	50	12.5	370	94	10	49
TBS	50	12.5	380	95	10	48
フジテレビ	50	12.5	370	92	10	48
テレビ朝日	50	12.5	370	91	10	48
テレビ東京	50	12.5	370	93	10	48
MXテレビ	10	2.5	17	4.2	3	5
放送大学	50	12.5	330	81	5	19
合計	410	102.5	2717	679.2	78	361
	512.5		3396.2			

地上デジタルの電波は映像と音声の電波が一体になっている
（総務省のウェブサイト http://www.tele.soumu.go.jp/j/musen/index.htm から作成）

表2－15：科学と社会を考える土曜講座などによる東京タワーからの電波の電界強度（全255地点の計測結果より高かった所を抜粋）

場所	東京タワーからの方向と地図上の距離	電磁波の強さ（平均と最大）μW/㎠
金地禅院の入口	北北東90m	6.2（最大9.9）
明徳幼稚園の入口	東南東200m	7.7（最大9.4）
芝中学・高校の入口	北250m	7.8（最大8.1）
飯倉交差点	西北西270m	101.7（最大191.4）
キューバ大使館の前	南南西370m	6.5（最大7.2）
ロシア大使館の前	西北西390m	5.6（最大7.0）
正則学院の横	北東420m	11.9（最大13.9）
御成門小学校の横	北東420m	8.9（最大11.7）

（上田昌文「電磁波のリスクを考えるために—携帯電話と東京タワー」）

ナログ波の出力データを五分の二にする必要がある」旨の解説があります。したがって、東京タワーからのデジタル放送電波はアナログ放送電波の「約一〇分の一」より実質的には強いとみるべきかもしれません）。

東京タワーからは、テレビのほか、FMラジオの電波なども送信されています。

これらの電波と健康影響について、これまで関心を持たれたことはほとんどありません。実際はどうなのでしょうか。

科学と社会を考える土曜講座（現・市民科学研究室）などが二〇〇〇年七～十月に、現在の東京タワーから半径二㎞以内の二五五地点で電磁波を測定しました。全測定地点で日本の基準を下回っていたものの、諸外国の指針値（イタリアやロシアは一〇μW／㎠、スイス約二・四μW／㎠）と比べて高い地点もありました（表2—15）。同団体は、東京タワーが立地している東京都港区内の小児白血病死亡者数データを二十年分（一九五九～七九年）集め、全国平均と比較しましたが、統計的に意味のある傾向は見出すことができず、「小児白血病の発症者数データが残されていないので、この疾病の頻度の多寡に関しては論じることができない」としています。

この調査は、まだ東京タワーから地上デジタル放送の電波が送信されていなかった時期に行われました。地デジ開始後の〇六年二月には、ジャーナリストの植田武智さんが東京タワー周辺三〇〇～四〇〇mの一〇カ所で電磁波を測定しました。やはり場所によっては、諸外国の基準値より高い値が測定されました。地上デジタル放送の電波は、アナログテレビ放送の電波に比べて出力が小さいにも拘わらず、驚いたことに、場所によっては地上デジタル放送の電磁波が、アナログテレビ放送の電磁波を大きく上回っていました（図2—5）。

図2—5：東京タワーからのアナログ放送、地上デジタル放送の電波の測定結果

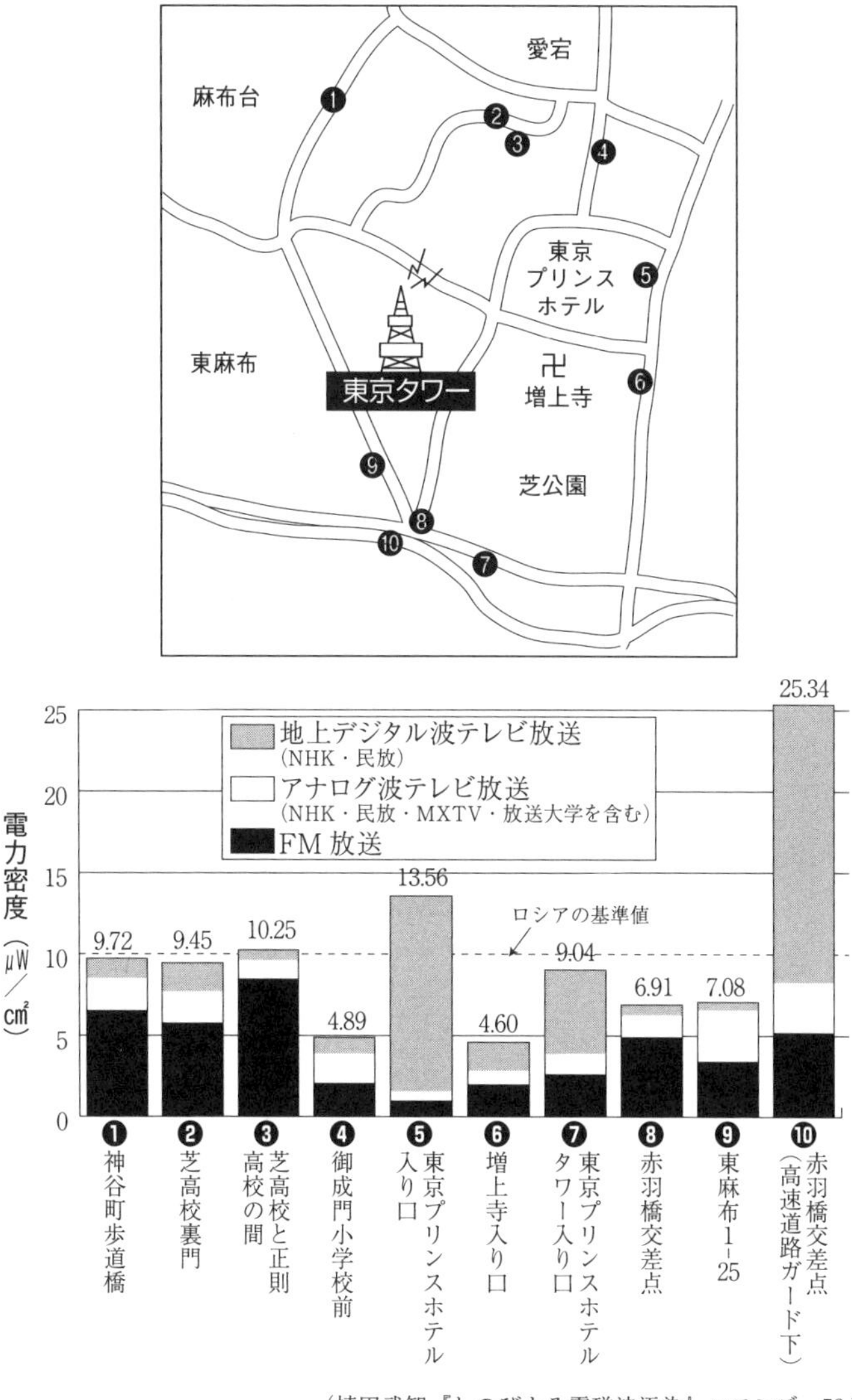

（植田武智『しのびよる電磁波汚染』コモンズ、58頁）

電磁波は、何もない空間をただ直進していく場合は、距離の二乗に反比例して弱くなります。しかしタワーから送信される電波は、大地に当たって反射しますし、周辺の建物などにも当たって反射します。これら二つの測定結果は、電磁波がさまざまな建物などに反射、集中して、局地的に強くなっている可能性を示しています。

東京タワー周辺で近年、電磁波の強さを調べた例は、市民によるこれらの二例だけのようです。大都市の真ん中に強力な電波を出す電波塔が建っているのに、本格的な疫学調査が行われたことがないのです。

なお、筆者が新東京タワーからの電磁波について問題にすると「東京タワーから既に電波が出ているのだから、新東京タワーに反対するのなら、東京タワーにも反対しなければおかしいじゃないか」という批判を、時々受けます。筆者は東京タワーの現状を全面的に肯定しているわけではありません。東京タワーについても、きちんとした疫学調査を行い、その結果に基づいて住民も参加した場で評価と対策を協議して、必要なら出力を下げるなどの対応を取るべきでしょう。

第5章　電磁波安全論

以上、電磁波が健康に悪影響を及ぼす可能性が指摘されていることや、放送タワーからの電磁波について見てきました。ここで紹介したもの以外にも、多くの研究報告があります。詳しくは、電磁波問題を解説した本をご覧ください。

一方で、電磁波の安全性を強調する人々は、どのように説明しているでしょうか。

経済産業省

電気設備から生じる電磁波に係る経済産業省の取り組みについて、同省の外局である原子力安全・保安院は、次の通り説明しています（http://www.nisa.meti.go.jp/8_electric/setsubi_denjikai.html）。

電磁界の人体への影響等について専門家による検討を行うため、資源エネルギー庁公益事業部に「電磁界影響調査検討会（座長：関根泰次東京大学名誉教授）」を設置し、平成五年十二月に以下の内容の報告書をとりまとめ公表しました。

〈報告書の結論〉

現時点において、居住環境で生じる商用周波磁界により、人の健康に有害な影響があるという証拠は認められない。

また、居住環境における磁界の強さは、世界保健機関（ＷＨＯ）の環境保健基準などに示された見解に比べ十分低い。

しかしながら、商用周波磁界と人の健康について科学的な解明を行っていくことは重要であり、今後も国内外の関連機関の考え方などにも十分に目を向けつつ、調査研究等に努めていくことが望ましい。

（略）上記検討会における検討結果等を踏まえ、電磁界影響の安全性についての科学的データの蓄積を図るとの観点から、電力中央研究所へ委託し、平成五年度から動物実験を実施中です。

このうち、生殖への影響調査は平成八年度までに終了し、「日常生活で体験することが想定されるレベルからそれを上回るレベルまでの強度の商用周波磁界が動物の生殖に影響を及ぼすとの証拠を示すデータは得られなかった」とする調査結果を得、平成九年に発表しました。

現在は、磁界が腫瘍（乳腺腫瘍、皮膚腫瘍、脳腫瘍、白血病）に与える影響を調査するための動物実験を実施しているところです。

電力中央研究所は、全国の各電力会社からの給付金を主な財源として運営されている研究所です。高圧線などの安全性を調べる研究の委託先に、高圧線を利用している側を選ぶことが、適切でしょうか。

電力会社

東京電力は、そのウェブサイトで、次のように書いています（http://www.tepco.co.jp/ps-engineering/denjikai/den05-j.html）。

Ｑ七・電磁波（電磁界）四mG以上で小児白血病（ガン）のリスクが二倍に高まると聞きましたが本当ですか？

Ａ七・これらの指摘は、国内外で行われた疫学研究の結果に関するものと思われます。国内では、国立環境研究所が実施した疫学研究結果（略）は、四mG以上で小児白血病のリスクが高くなるというものでしたが、文部科学省はこの研究結果について、症例数が少ないこと、他の交絡因子（電磁波以外の要因）の影響の除去が適切であるか不明であること等から「優れた研究であるとは言えない」と評価しています。

電磁界の健康影響については、疫学研究だけでなく、生物学的研究も含めて総合的に評価することが必要です。国内では、（財）電力中央研究所が中心となって調査・研究を行っています。当社においても、自らラットやショウジョウバエを用いた動物実験を実施してまいりましたが、影響は見られませんでした。この結果は専門家による査読を受けて論文に掲載されております。

また、電磁界の健康影響問題については、国内外の専門機関が総合的な評価活動を行っており、総じて「電力設備や家電製品など居住環境における電磁界が人の健康に有害な影響をおよぼすとは認められない」という報告となっています。これらのことから、当社としては「電力設備から生じる電磁界が、人の健康に有害な影響を及ぼすことはない」と判断しています。疫学研究について批判するとともに、動物実験などで証明されていないとして、電磁波の危険性を否定しています。

総務省

電波利用について所管する総務省は、パンフレットで以下のように書いています（文献６）。

> 熱作用が生じない弱いばく露レベルであっても、健康への悪影響を示唆する研究報告があることは確かですが、現在まで実験で再現されたものはなく、証拠として認められていません。ＷＨＯも国際的なガイドラインに示される基準値以下のばく露レベルで、健康への悪影響を示した研究はないという見解を公表しています。
>
> 健康への悪影響を示唆する研究報告の中には、実験の条件、特に電波のばく露条件に厳密さを欠いていたと考えられるものもあります。

「健康への悪影響を示唆する研究報告」には疫学調査も含まれているはずですが、「現在まで実験で再現されたものはなく」とだけ書いてあり、やはり疫学より実験を重視する姿勢が見られます。

総務省「委員会」メンバーの研究者

ＮＴＴドコモが周辺住民の反対にも拘わらず建設した携帯電話基地局の撤去を求めて〇二年、福岡県久留米市の住民が起こした裁判（三潴《みづま》裁判）で、北海道大学の野島俊雄教授は、携帯電話会社側の証人として裁判に参加し、意見書も提出しました。野島教授は、総務省の「生体電磁環境研究推進委員会」の委員も務め、私たちの健康に直接関わる重要な立場の人です。野島教授の意見書には以下の通り書かれています（野島俊雄・北海道大学大学院情報科学研究科教授「国内外における電波の健康影響に関する研究状況の調査と評価」二〇〇四年三月三十一日、四八頁）。

仮に疫学調査で関連性が示されたとしても、両者の間の直接的な因果関係が証明されたことにはならない。因果関係の立証には、細胞実験や動物実験による具体的な影響発生のメカニズム（いわば物的証拠）の解明が必要不可欠である。（略）

正確な結論は、動物実験などによりメカニズムを解明し、直接的に因果関係の存在を明らかにする必要があるが、その観点からは通常の電波が健康悪影響を及ぼす証拠は一切出ていない。

以上、電磁波の安全性を強調している側の言い分を整理すると、その根拠は、概ね以下の通りです。

① 電磁波と健康影響との関連性を示した疫学調査はあるが、疫学調査だけでは因果関係を証明できず、細胞実験や動物実験などで証明されることが必要。
② 電磁波と健康影響との関連性を示した報告は、研究としてのレベルが低いものが多い。
③ 国際機関も「健康への悪影響を示した研究はない」と言っている。

これら安全論の「根拠」には批判があり、以下で見ていきます。

因果関係の証明は疫学が決め手

前出の野島教授の意見書に対して、疫学が専門である津田敏秀・岡山大学教授は次のように批判しています。これは、熊本市の住民が携帯電話中継基地撤去を求めて一九九九年に起こした別の裁判（御領《ごりょう》裁判）に提出された意見書です（津田敏秀・岡山大学大学院環境学研究科教授「御領中継塔裁判に関する意見書」）。

「因果関係の立証には、細胞実験や動物実験による具体的な影響メカニズムの解明は」必要不可欠ではない。疫学研究の結果が十分にヒトへの影響を示しておれば、その物質は、細胞実験や動物実験の結果に関わりなく、ヒトに対する発ガン物質として分類される（国際がん研究機関IARCなど各国の行政機関も同じ）。また疫学が「直接的に因果関係の存在を明らかにする」方法論（IARC一九九〇）であり、野島証人の考えは間違っている。このことは、一九七〇年代から実際に国際的に行われており、現在このような主張を裁判の場で行うことは、過失を超えて虚偽と言われても仕方ないであろう。

疫学調査だけでは因果関係の証明は不十分であるという、電磁波安全論者たちの主張について、「虚偽」という厳しい言葉で批判しているのです。

葬られかけた疫学調査

第1章でも触れましたが、WHOの国際電磁界プロジェクトの一環として、日本でも極低周波磁場と小児白血病との関連性を調べる疫学調査が行われました。国立環境研究所の兜真徳《かぶとみちのり》・上級主席研究員（故人）が中心となり、国立がんセンター、自治医大など一一機関・大学の研究者が参加した大がかりな調査で、一九九九〜二〇〇一年に小児白血病になった十五歳未満の子ども三一二人の寝室の磁場を一週間続けて測定し、六〇三人の健康な子供を同じ居住地から抽出して同様に測定しました。その結果、寝室の磁場が四㎎以上の場合、小児白血病の発症率が二・六三倍に増加し、急性リンパ性白血病に限ると四・七三倍、脳腫瘍は一〇・六倍という結果でした。

この研究は、文部科学省から総額七億二一二五万円の予算を得て行われました。しかし、〇三年一月、この研究についての最終評価で、「目標達成度」「科学価値」など一〇項目すべてで最低の「C評価」を同省が下しました。評価文書は「症例数が少なすぎる」「交絡要因の影響の除去が適切であるか不明」などの問題点を列挙し、「研究の結果が一般化できるとは判断できない」と断定しています（文部科学省「平成一四年度科学技術振興調整費による研究実施課題等の評価結果について」二〇〇三年一月二十九日。http://www.mext.go.jp/a_menu/kagaku/chousei/data/14/hyoka030129/2/25.pdf）。

この評価に関して『読売新聞』は以下のように報じています（「環境ルネサンス　安全？危険？電磁波第三回」『読売新聞』二〇〇六年十一月九日）。

評価の際には、一四人の研究評価委員を前に、兜氏が説明し、質問に答えた。「説明が下手だった点もあるが、何か個人的うらみでもあるのか、と思うほどひどい突っ込まれようだった」と同席した共同研究者らは振り返る。

「使った金と発表された成果が釣り合わない、という非難の空気が支配的だった。疫学研究への無理解も背景にあった」と証言する委員もいる。

二〇〇六年八月、兜さんらの論文は、もっとも権威のあるがん専門誌の一つである『国際がんジャーナル』に掲載されました。権威ある専門誌に掲載されるためには、厳格な審査が必要です。日本では否定された研究が、国際的には認められたのです。

津田教授は、兜さんらの論文がC評価とされたことについて、御領裁判の口頭弁論（〇六年十一月十三日）で以下のように証言しました。

評価を下した人たちの経歴を見ても、要するに、疫学研究の経験どころか疫学のトレーニングを受けたことのない人たちがほとんどなわけですね。そういう人たちがCを下す資格もないわけです。要するに、言えば、大学の先生の数学の論文を高校生が判断したみたいなことが起こっちゃったわけですね。ですから、それは文部省がなぜそんなことをしたのか知りたいぐらいに変なことをやってしまったわけですね。

この研究について質が低いと決めつけた文部科学省の妥当性について、あらためて検証されるべきです。東京電力のように、電磁波と健康影響との関連性を示した報告を否定するために、この論文を利用することは問題があります。

ＷＨＯの〝威光〟を利用

総務省は電磁波の安全性をＰＲするパンフレット（文献６）に「ＷＨＯも国際的なガイドラインに示される基準値以下のばく露レベルで、健康への悪影響を示した研究はないという見解を公表しています」と書いていますが、この部分はＷＨＯが二〇〇〇年六月に公表したファクトシート「電磁界と公衆衛生　携帯電話とその無線基地局」の中の「国際的なガイドライン値以下の曝露レベルで健康への悪影響を示した研究はありません」という記述を指しているようです（総務省「『生体電磁環境研究推進委員会』の中間報告」二〇〇一年一月三十日には、このファクトシートが添付され、該当箇所に原文にない下線が付されています。http://www.soumu.go.jp/joho_tsusin/pressrelease/japanese/sogo_tsusin/010130_2.html)。

国際機関の〝威光〟を背に、電磁波の危険性を否定しています。しかし、同じファクトシートには「健康リスクに対してより正しい判断を下すためのさらなる研究には、データが不足していることもわかっています」とも書かれており、電磁波の安全性について結論を出したわけではありません。

このファクトシートにはまた、「(携帯電話基地局の)立地決定には景観や住民感情に留意するべきです。幼稚園、学校、遊び場の近くに基地局を選ぶ際には特別な配慮が必要でしょう。アンテナ新設の計画段階から、携帯電話事業者、地域の自治体、住民との間にオープンな対話や議論があれば、新しい施設に対する住民の理解や受け入れ拡大の獲得につなげることができます」「携帯電話技術に関する一般的な理解度の向上や、実体であれ感知であれ、その不信感・不安を小さくするためには、科学者、政府、業界、一般市民間のコミュニケーションや健康に関する情報伝達の効果的な仕組みが必要です」とも書かれ、住民との対話や情報公開を促進するよう求めています。しかし日本では、地域住民が知らないうちに携帯電話基地局が建設されたり、行政が住民の意見を聞かずに新東京タワーの誘致を決めたりしています。総務省はＷＨＯのファクトシートに基づいて「健康への悪影響を示した研究はない」と主張するのであれば、同じファクトシートに基づいて、住民との対話や情報公開を事業者に促さなければ、著しくバランスを欠きます。

携帯基地局についてＷＨＯの見解

ＷＨＯは〇六年五月に、ファクトシート「携帯基地局と無線技術」を公表し、「曝露レベルがかなり低いことと、これまで集められた研究結果を考えれば、基地局からの弱い高周波が健康への悪影響を引き起こすという納得できる科学的証拠はない」旨、結論づけています。

また、デジタル信号を変調した電波とアナログ電波の違い（第6章で述べます）については「これまでの詳細なレビュー（再検討）によれば、異なる変調方法に特有な危険性はまったく明らかにされていない」旨、書いています。

さらに、携帯電話以外に高周波電磁波を送信するＦＭラジオやテレビについては「同じ曝露レベルでも、人体が吸収する電波は、携帯基地局からの電波に比べてＦＭラジオ・テレビ基地局からでは最大約五倍になる。ＦＭラジオやテレビの電波の周波数は携帯電話電波より低いため（波長が人体に近く）人体が効率の良いアンテナとなるからだ」として、人体への影響が大きくなる可能性を示しつつも、その一方で「ラジオ・テレビ放送局は、いかなる健康への悪影響も立証されないまま過去五十年間以上操業されている」とも書いています。

ＷＨＯの言う通りであれば、携帯基地局やテレビ・ラジオ放送タワーからの電磁波について、私たちはあまり心配する必要はなさそうです。しかし、これまで見た通り、このＷＨＯの見解とは異なる研究報告があります。それらの研究についてＷＨＯがどのような評価検討を行い、このファクトシートに至ったのか、慎重な検討が必要です。

ＷＨＯへの批判

電磁波についてＷＨＯの立場は公正ではないという、以下のような批判があります（『マイクロウェーブニュース』二〇〇六年十一月十三日。ここでは電磁波問題市民研究会『会報四四号』二〇〇七年一月掲載の和訳による）。

（ＷＨＯの）国際ＥＭＦ（電磁界）プロジェクトの最高責任者を十年以上にわたって務めてきたマイク・レパチョリは、二〇〇六年六月にＷＨＯを辞めたが、辞めて数か月しか経たずにレパチョリは電力会社のコンサルタントの仕事についた。「ＣＬ＆Ｐ」（コネチカット電気＆電力株式会社）という会社だ（略）。

コネチカット州政府公衆衛生課は（略）、三～四mGの磁場でも小児白血病リスクが生じるとする疫学調査を基に、「六～一〇mG」を基準にしたい、と考えている。（略）（基準設定に）反対するための詳細な意見書を作成するために（電力会社は）レパチョリを雇った。（略）（この意見書は）未発表のＷＨＯ報告書を電力会社の利益のために引用したり、かつ不正確に使用している、として今批判されている。（略）

この報告書の作業部会の責任者であるクリス・ポーティエは、レパチョリは作業部会の結論を正しく捉えていない、と語っている。（略）レパチョリの意見書で「ＷＨＯの作業部会は、一九九八年のＩＣＮＩＲＰガイドラインは電磁波の影響から健康を守るのに十分な内容だ」としている。これに対し、ポーティエは「これは言い過ぎだ。一九九八年のＩＣＮＩＲＰのガイドラインは急性影響への対処であって、慢性影響を含むすべての電磁波影響まで保護するものではない」と批判した。

（略）レパチョリはWHO時代、環境保健基準の会合に八人のオブザーバーを喚んだが八人全員電力会社関係の人間だった。

WHOでは、各国やそれぞれの立場の利害が衝突し、さまざまな政治的な力が作用していることが考えられます。WHOなど国際機関が言うことだから正しい（または間違っている）と決めつけるのではなく、一つ一つを検証していく必要があります。

WHOと電磁波過敏症

WHOが〇五年十二月に電磁波過敏症についてのファクトシートを出したことについて、既に触れました（第2部第2章）。このファクトシートは電磁波過敏症について「症状は確かに存在していま す」と明記し、この病気の存在を認めた意義はあります。しかし、大勢の過敏症発症者に接した経験がある筆者の目からも認めがたい内容が多いのです。たとえば、このファクトシートには以下のように書いてあります。

EHS（電磁波過敏症）の人々が症状の原因であると考えたのと同様の電磁界に曝露させる、いくつかの研究が実施されました。そのねらいは、制御された実験室環境で症状を引き出すことでした。

研究の大半は、EHSの人々は、EHSで無い人々よりも、電磁界曝露を正確に検出できる訳ではないことを示唆するものでした。また、十分に制御され、二重盲検法（被験者に電磁波などを曝露させたり曝露させなかったりして違いを調べる実験をするときに、曝露されているか曝露されていないか、試験者と被験者の双方とも分からないような仕組みで実験することにより、思いこみによる効果を排除して信頼性のあるデータを取る手法）により実施された研究では、症状が電磁界曝露と関連していないことを示していました。（略）

影響を受ける人々に対する処置は、健康症状と臨床像に焦点を充てるべきであり、職場や家庭の電磁界を減らしたり取り除いてほしいというような人々の認知上の要求に焦点を充てるべきではありません。

電磁波過敏症の人々が、実験では電磁波を「検出できる訳ではない」と書いてあることについて、東北大学大学院理学研究科の本堂毅さんは、以下のように批判しています（化学物質過敏症支援センター『CS支援第二九号』二〇〇六年二月）。

患者が電磁場（界）曝露を「検出」できる能力と、電磁場が原因でEHSの症状が発生することは元来異なった話である。検出できようとできるまいと、電磁場を原因としてなんらかの症状が生ずるか否かが問題なのである。それは、私たちがウィルスに「感染した」ことを「検出」出来なくても、結果としてインフルエンザに掛かりうることと同じである。（略）従って、電磁場曝露の検出能力を電磁波過敏症と電磁場曝露の因果関係を否定する科学的根拠であるかのようにWHOが記していることは、科学的に誤りである。

また、発症者と電磁波被曝との間の関連性を示した研究もあります。北里研究所病院臨床環境医学センターなどは、電磁波過敏症の自覚症状を訴えている人と健常者のボランティアそれぞれ五人を対象に、安静時と、一六Hz～一MHzの微量の電磁波を五分間ずつ発生させた時の脳の血流量の変動を調べました。心理的な影響を避けるため、いつ電磁波を発生させるかは被験者に知らせませんでした。その結果、電磁波を発生させた際、健常者は一人を除いて血流量の変動がどの周波数でも五分間の平均で五％以内と安静時と変わりませんでしたが、自覚症状のある人五人全員はいずれかの周波数で平均二〇％以上の変動を示しました。一MHzの電磁波で平均四〇％以上変動した人もいるなど、安静時と比べて著しい変動がありました。人の体は通常、脳の血流量を一定に保つよう調整されていますが、それが乱れると頭痛などの原因となるといいます（『読売新聞』二〇〇三年九月二日）。

一方で、実験により電磁場曝露と健康影響との関係が認められない場合もあります。実験室内という特殊な環境下であることや、曝露からすぐに症状が出るとは限らないことなどが考えられます。研究手法を工夫することにより、科学的な証拠を得ることはもちろん必要です。しかし、現実に苦しんでいる発症者に、現時点で可能な支援を行うことも大事です。電磁波過敏症の方々は、電磁波発生源から出来るだけ距離を置くことなど、電磁波被曝の軽減を図るよう、医師から指導されています（文献5、三〇～四三頁）。「最大の治療方法は、電磁波の発生原因から離れること」（坂部貢・北里大学薬学部教授。文献8、一一〇頁）だからです。ＷＨＯがファクトシートに「職場や家庭の電磁界を減らしたり取り除いてほしいというような人々の認知上の要求に焦点を充てるべきではありません」と記載したことは、発症者にとって極めて大きな不利益となり、ＷＨＯの公正さについて疑念を生じさせるものです。

化学物質過敏症も「気のせい」だったが

総務省の「生体電磁環境研究推進委員会」委員を務めた、多氣昌生・首都大学東京大学院理工学研究科教授は、電磁波過敏症発症者の症状と電磁波被曝の有無に関係が見られなかったという実験報告があることから「携帯電話による電磁波過敏症が電磁波によるものではなく、電磁波に対する不安感に起因する主観的なものであることを強く示唆している」（多氣教授ら「携帯電話の生体安全性」『生体医工学』二〇〇五年九月）と指摘しています。電磁波過敏症は、電磁波に反応しているのではなく「不安感に起因する主観的なものである」、つまり「怖がっているせい」「気のせい」である可能性が大きいというのです。

電磁波過敏症とよく似た病気である化学物質過敏症やシックハウス症候群も、社会問題化した一九九〇年代は、「精神的なもの」「気のせい」と見られがちでした。化学物質過敏症は、いまだに病気として完全に公認されてはいませんが、裁判所が化学物質過敏症の原因となった農家や電気ストーブ販売者に対する損害賠償を認めた判決を出すなど、徐々に認知されつつあります。(注) 電磁波過敏症も十年後は、かなり認知が進んでいることでしょう。

注：農薬散布によって隣家住人が発症したとして二〇〇五年十一月、千葉地裁が農家に賠償を命じた判決後、控訴審で和解成立。また、電気ストーブから揮発した有害物質によって発症したとして〇六年八月、東京高裁がストーブを販売したスーパーマーケットチェーンに賠償を命じた判決後、販売者側による上告を最高裁が〇七年三月に棄却し確定（ダイオキシン・環境ホルモン対策国民会議『ニュース・レター・四三号』二〇〇六年十一月ほか）。

スポンサーによって研究結果に大きな差

電磁波と健康影響の関連性について「あり」「なし」と結果が分かれている理由のうち、少なくとも一部を説明してくれそうな、ベルン大学（スイス）の研究者らによる研究が〇七年一月に報告されました。研究費を出しているスポンサーによって、研究結果が大きく異なるというものです。

医学論文を検索できるウェブサイトで「携帯電話」などの特定のキーワードによって検索した二二二の論文のうち、自動車などを運転中に携帯電話を使うことのリスクについての研究や、ペースメーカーや補聴器への電磁干渉の研究などを除いた五九論文について、統計学的手法で分析しました。五九のうち四〇論文（六八％）は、電磁波被曝の影響があることを示す統計学的に有意な結果を少なくとも一つ報告していました。スポンサーの種類ごとに分析したところ、公共機関または慈善団体がスポンサーである研究に比べて、電気通信産業がスポンサーである研究で「影響あり」と報告する確率は約十分の一でした（オッズ比〇・一一（九五％信頼区間〇・〇二〜〇・七八）。表2―16）。

また、研究にあたって対象者の偏りを防いだか、二重盲検を行ったかなど、研究の質を調べたところ、電気通信産業と公共機関などの両方から資金を得ていた研究がもっとも質が高く、電気通信産業だけがスポンサーの研究がもっとも質が低いという結果でした。

この論文の著者は「スポンサーが単一であることと、スポンサーの製品を支持する研究結果の間には関係があるという、従来の研究と同じ結果だった。この問題のもっとも古い研究は、薬物治療の有効性と費用効果に関する研究についてで、製薬産業がスポンサーである研究は他と比べてスポンサ

表2－16：資金源別にみた論文の分析

資金源	産業	公的または慈善	混合	記載なし
論文数	12	11	14	22
論文の筆者がアブストラクト（要旨）に書いた研究結果についての説明別論文数（%）				
高周波の影響はない	10（83.3）	5（45.5）	4（28.6）	5（22.7）
高周波の影響はある	1（8.3）	5（45.5）	8（57.1）	14（63.6）
はっきりしない	1（8.3）	1（9）	2（14.3）	3（13.6）
統計学的有意な結果を少なくとも1個報告した論文数（%）	4（33）	9（82）	10（71）	17（77）
統計学的有意な結果を少なくとも1個報告する確率 *1（95%信頼区間）	0.11（0.02～0.78）	1	0.56（0.08～3.80）	0.76（0.12～4.70）

*1「公的または慈善」を1として比較したオッズ比

（Anke Hussら「Source of Funding and Results of Studies of Health Effects of Mobile Phone Use: Systematic Review of Experimental Studies」2007年から作成）

ーを支持する研究が四倍であることを示した。たばこ産業による資金提供の影響についても研究されている」として、「高周波電磁波の健康影響に関する研究結果は、スポンサーを考慮して解釈すべきだ」と結論づけました。

携帯電話会社から資金を提供された研究の結論に「携帯電話と健康影響に関連性がある」と書くことは、よほどの勇気と、それ以降は資金提供を受けることをあきらめる覚悟が必要なことは、常識としてだれでも分かることです。

総務省「委員会」の報告書要旨

総務省は一九九七年十月に「生体電磁環境研究推進委員会」（委員長・上野照剛九州大学大学院工学研究院特任

教授）を設置しました。同委員会は、「電波による人体の障害に関し、国民の不安を解消し安全で安心な電波利用社会を構築するため、電波の生体安全性評価に関する研究を医学的及び工学的視点から総合的に推進すること」（同委員会開催要綱）を目的としていました。

総務省は〇七年三月、同委員会から報告書の「要旨」が提出されたと発表しました（http://www.soumu.go.jp/s-news/2007/070326_2.html。報告書は翌四月に公表）。この要旨には、「電波の安全性に関する見解」として、次の通り書かれています。

・電波防護指針値以下の低レベルの電波が人体に影響を与える可能性があるとの報告が一部にはあるが、これらの研究は必ずしも実験条件等が適切ではないといった問題が指摘されており、このような研究成果は、本来、再現性の確認等を経てから安全性評価のデータとして取り扱われるべきものである。しかしながら、正確な情報提供が必ずしも十分でないことが、国民の漠然とした不安を招く要因となっている。

・本委員会は、世界保健機関（ＷＨＯ）における国際電磁界プロジェクトと協調しながら、医学・生物学の専門家と高精度なばく露評価を行う工学の専門家による密接な連携の下で、公正かつ中立的に研究を行っている。本委員会におけるこれまでの十年間の研究の成果では、いずれも携帯電話基地局及び携帯電話からの電波が人体に影響を及ぼさないことを示している他、過去に影響があると報告された結果について生物・医学／工学的な手法を改善した実験においては、いずれも影響がないという結果を得ている。

・したがって、本委員会は、現時点では電波防護指針値を超えない強さの電波により、非熱効果を含めて健康に悪影響を及ぼすという確固たる証拠は認められないと考える。

同委員会はこの報告書要旨の発表に先立ち、国の予算で動物実験などを行い、電磁波による影響は認められないという報告を次々に発表してきました。この委員会は、電波防護指針を下回る電磁波は安全だという総務省の主張に〝根拠〟を与えているものであり、私たちの健康に直接関わる重要な委員会であると言えます。

総務省「委員会」の公平性に疑問

同委員会は、報告書概要で「公正かつ中立的に研究を行っている」と自己評価しています。私たちは、本当にそうだと素直に信じることができるでしょうか（そもそも、公正・中立かどうかは自らが言うべきことでしょうか）。

同委員会のメンバーは二〇名で、大学研究者一二名（医学七名、工学五名）、モトローラなど電気通信業界関係者四名、行政・公益法人関係者四名で構成されています（総務省のウェブサイト http://www.tele.soumu.go.jp/j/ele/body/comm/summary.htm）。また、大学研究者には、業界出身者二名（野島俊雄・北海道大学大学院情報科学研究科教授はＮＴＴドコモ出身、藤原修・名古屋工業大学大学院工学研究科教授は日立製作所出身）、行政出身者一名（杉浦行・東北大学電気通信研究所教授は旧郵政省電波研究所出身）が含まれています。

このほか、委員である多氣昌生・首都大学東京教授は、〇六年六月に仙台市で開かれたセミナーで、市民団体「電磁波と健康を考える会・みやぎ」のメンバーからの質問に対してＮＴＴドコモから研究費の助成を受けていることを認めました。同団体が大学に情報開示請求をしましたが、スポンサーの企業名については非開示でした（文献7、一〇八～一〇九頁）。やはり委員である宮越順二・弘前大学医学部保健学科医用放射線科学講座教授は、〇三～〇五年度に、東京電力、関西電力、NTTドコモと計九件の共同研究を行っています（弘前大学地域共同センターのウェブサイトhttp://www1.cir.hirosaki-u.ac.jp/seido/seido.html）。

以上のような各委員の利害関係は、筆者が知り得た範囲をここに示しただけであり、委員全員について公表されているわけではありません。もちろん、現在の所属や出身、業界からの資金提供などにかかわらず、研究は公正に行っていると、委員の方々は主張するでしょう。しかし、前述のようにスポンサーによる研究結果への影響を指摘した報告があります。海外では各論文のスポンサーを明記している学術誌もあります。各委員の利害関係については、情報公開される必要があります。

国の委員とスポンサーとの関係は、インフルエンザ治療薬「タミフル」をめぐっても注目されました。タミフルを服用した子どもが自宅の高所から飛び降りる異常行動などにより死傷する事故が相次ぎました。事故が相次いだことから、厚生労働省は一〇代への使用を中止するようタミフルの輸入・販売元の「中外製薬」に指示し、〇七年三月二十二日にはタミフルと事故との因果関係について「否定的」としていた厚労省の見解を白紙に戻すと表明しました。このタミフルの副作用を調べている厚労省研究班長である横田俊平・横浜市立大学教授に対して中外製薬から研究資金計一〇〇〇万円が渡っていたことが分かり、柳沢伯夫厚生労働大臣は同月二十三日「いささかも、公平性において疑われることのない態勢を構築して見直しにあたらせたい」として、横田教授を研究班から外す考えを示しました（『毎日新聞』二〇〇七年三月二十四日）。

総務省の「生体電磁環境研究推進委員会」についても、同じことが言えるはずです。「いささかも、公平性において疑われることのない態勢を構築して」市民の不安を解消するためには、電気通信業界から利益を得ている立場の者は外すか、または、様々な立場、異なる見解の人々を委員にすべきです。そのうえで、オープンな議論させるべきです。

同委員会については、議事や議事録が公開されていません。ジャーナリストの植田武智さんが総務省に議事録と会議資料の公開を求めたところ、発言をしたのがだれなのか分からない「議事録抄」しか公開されず、詳細な議事録は「必要ない」（ので作っていない）との回答だったそうです（文献７、一〇七〜一〇八頁）。

国民の不安を解消？

同委員会は、自らが行った研究結果は「携帯電話からの電波が人体に影響を及ぼさないことを示している」と言います。しかし、携帯電話とがんとの関連を調べる国際共同プロジェクトの「インターフォン研究」では、前述（第１部第１章）のように、各国の研究で十年以上の携帯電話使用について発がんとの関連の可能性が示唆されましたが、同委員会による研究では十年以上について分析していません。同委員会は前述の報告書要旨で「実験条件等が適切ではない」と他人を批判していますが、自分たちはどうなのでしょうか。

国や業界の関係者、および、国や業界の考え方に近いと疑われる余地がある研究者によって多数が占められた委員会が、その不透明な議論に基づいた報告書を提出しても、「国民の不安を解消」するという当初の目的は達成できない可能性が大きいと言えます。その場合は、毎年約四億円（〇四～〇六年度。市民による情報公開請求に対する総務省の開示文書による）の莫大な税金の無駄遣いに終わることになります。

第6章　新タワーの電磁波をどう考えるか

新東京タワーからの電磁波の強さは

新東京タワーから送出される電波によって、周辺地域への電磁波の影響はどの程度になるでしょうか。

新東京タワーからの電波送信エリアは東京タワーと同じだと見られるので、電波の出力レベルも東京タワーから送信している地上デジタル放送電波とほぼ同じと考えられます。しかし、新タワーからの電磁波について計算するには、周波数や実効輻射電力のほか、アンテナの高さ・指向性などのデータが必要です。筆者が在京テレビ六社に問い合わせたところ、新東京タワーのデータは「まだ検討しておりません」、現在の東京タワーからの地デジについて周波数と出力（空中線電力）以外のデータは「セキュリティ上の理由で公表しておりません」との回答でした（以上はフジテレビからの回答ですが、他社からの回答もほぼ同様で、日本テレビは取材自体拒否でした）。

新東京タワーからの電磁波の強さが、電磁波の非熱作用を考慮していない電波防護指針を上回ることは考えにくいのですが、現在の東京タワー周辺での測定結果を見ても、予防原則の考え方を採用している海外の国や自治体が採用している厳しい指針値のレベルを超過する場所が出る可能性はあります。

人口密集地に建てるタワー

海外や国内の他の放送タワーは、電波が到達しやすいよう山の上へ建てるなど、人口が少ない郊外に建てられている場合も多いようです。しかし、新東京タワーは人口密集地に建てられ、比較的強い電磁波に曝露される恐れがある人数が多いのが特徴です。電磁波をあまり遮らない木造住宅も多く、当然、子どもたちが通う幼稚園、保育園、学校もたくさん立地しています。新タワーの予定地から一キロ以内には、保育園・保育所・幼稚園が約一〇カ所、小中学校が約一〇校あり、一・五キロ以内で見ると、それぞれ約三五カ所、約二〇校立地しています（図2―6）。ちなみに、愛知県の地デジ用タワーである瀬戸タワーの周囲半径一キロ以内には、保育園、小学校、中学校が各一校あるだけです（図2―7）。だから、瀬戸タワーは問題がないということではなく、新東京タワーの立地条件が悪すぎるのではないかという趣旨です。新タワーからの電磁波について考慮しなければならない範囲がどの程度になるのか分かりませんが、現地の墨田区の人口は二三万人、すぐ隣の台東区は一六万人です（〇七年三月）。

荻野晃也・電磁波環境研究所長は、市街地に新東京タワーを作るのは「最悪」であり、「どうしても新タワーが必要なら、東京湾の真ん中に建ててはどうか」と提案しています。

新タワーからの電波は地デジだけではない？

加えて重要なことは、新東京タワーから送信される電波は、地上デジタル放送の電波だけではな

図2―6：新東京タワー建設予定地周辺の学校・保育園など

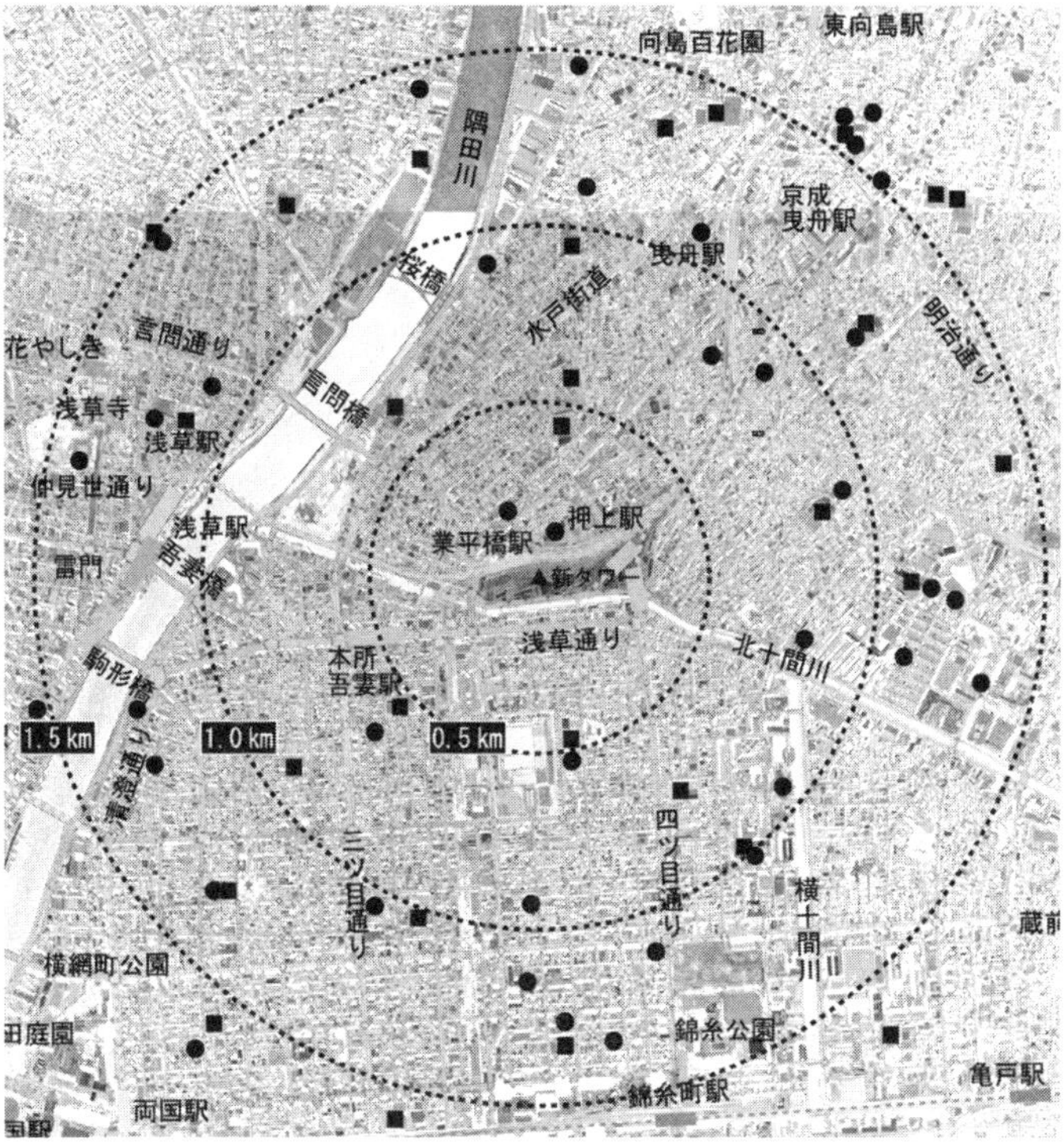

●保育園・保育所・幼稚園、■小中高等学校

（墨田区「新タワー誘致に係る都市防災と地域活性化等検討・評価報告書」2005年6月に掲載の図に、墨田区『すみだいきいき子育てガイドブック』2005年12月、台東区のウェブサイトほかに基づいて筆者がおおよその位置を示した。1.5kmという距離は、単にもとの図が示しているもの）

いだろうということです。新東京タワーは地上デジタル放送の電波塔として計画されていますが、新タワーの経営は決して安泰とは言い切れません（第3部第1章参照）。このため、テレビ以外の電波送信事業者に新タワーのスペースを賃貸して、収入を少しでも多く確保しようと新東京タワー株式会社が考えるのは自然なことです。

実際、新東京タワー株式会社は筆者の問い合わせ（〇七年一月）に対して「ビジネスチャンスの一つとして、一般論として、防災・消防・警察・鉄道無線、ラジオ、携帯電話などの通信会社などアンテナ事業について検討している。用途の有無や、事業性の有無等を検討している段階で、まだ結論は出ていない」との話でした。

新タワーが完成すれば、六一〇mという高さを活かして、送信される電波が増え続けていき、周辺地域の電磁波レベルも上昇していく恐れが大きいと考えるべきでしょう。

アナログテレビ放送の「跡地利用」

第5部でも説明しますが、国がテレビの地上デジタル化を推進する本当の目的の一つは「電波の有効利用」です。従来のアナログテレビ放送は混信を避けるために、送信エリアが隣り合った中継局などでは異なる周波数（チャンネル）の電波を送信しなければなりませんでした。これに対して、日本の地上デジタル放送は、送信エリアが隣り合った中継局などでも同じ周波数を使う「単一周波数ネットワーク」（SFN）を基本にしています（図2―8）。このため、アナログテレビ放送と比べて使用する周波数帯を節約できるので、アナログテレビ放送終了後は周波数に空きが出ます（表2―17）。

図２―７：瀬戸タワー周辺の学校・保育園など

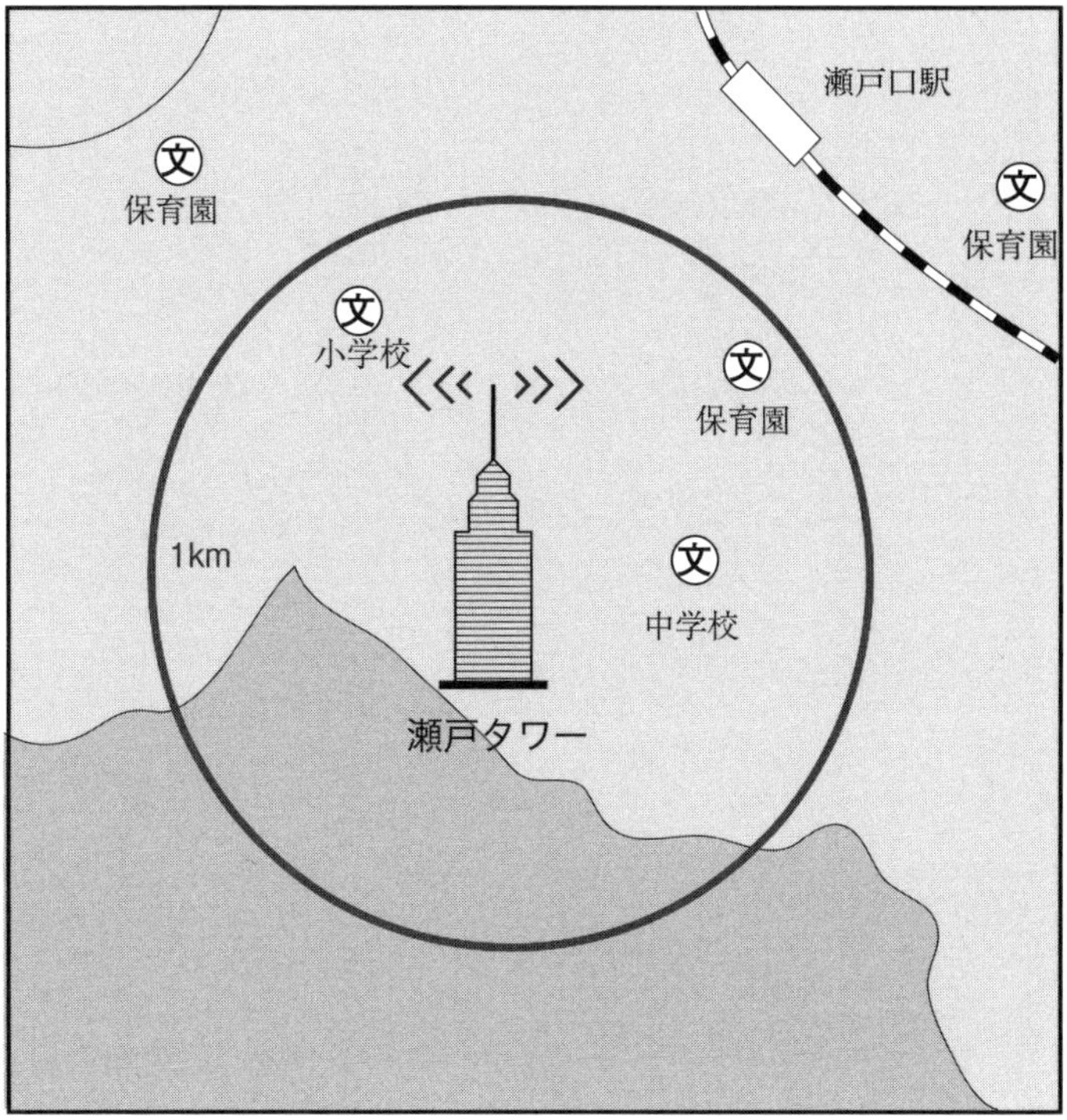

（東海三県テレビ放送事業者のウェブサイト http://dttv.jp/hakaritai/hakaritai_frame2.html を改変）

図2—8：SFNのイメージ

アナログテレビ放送で用いられている放送ネットワーク（MFN）

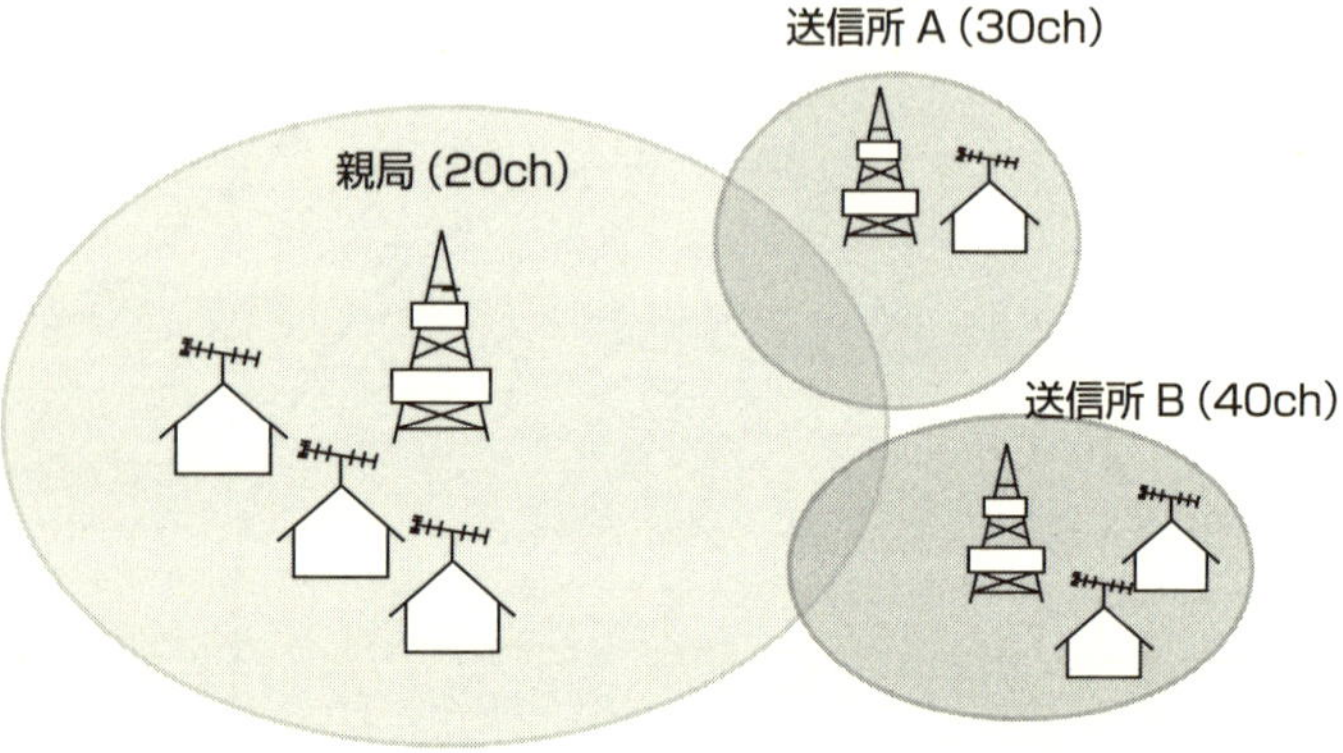

地上デジタル放送で用いられている放送ネットワーク（SFN）

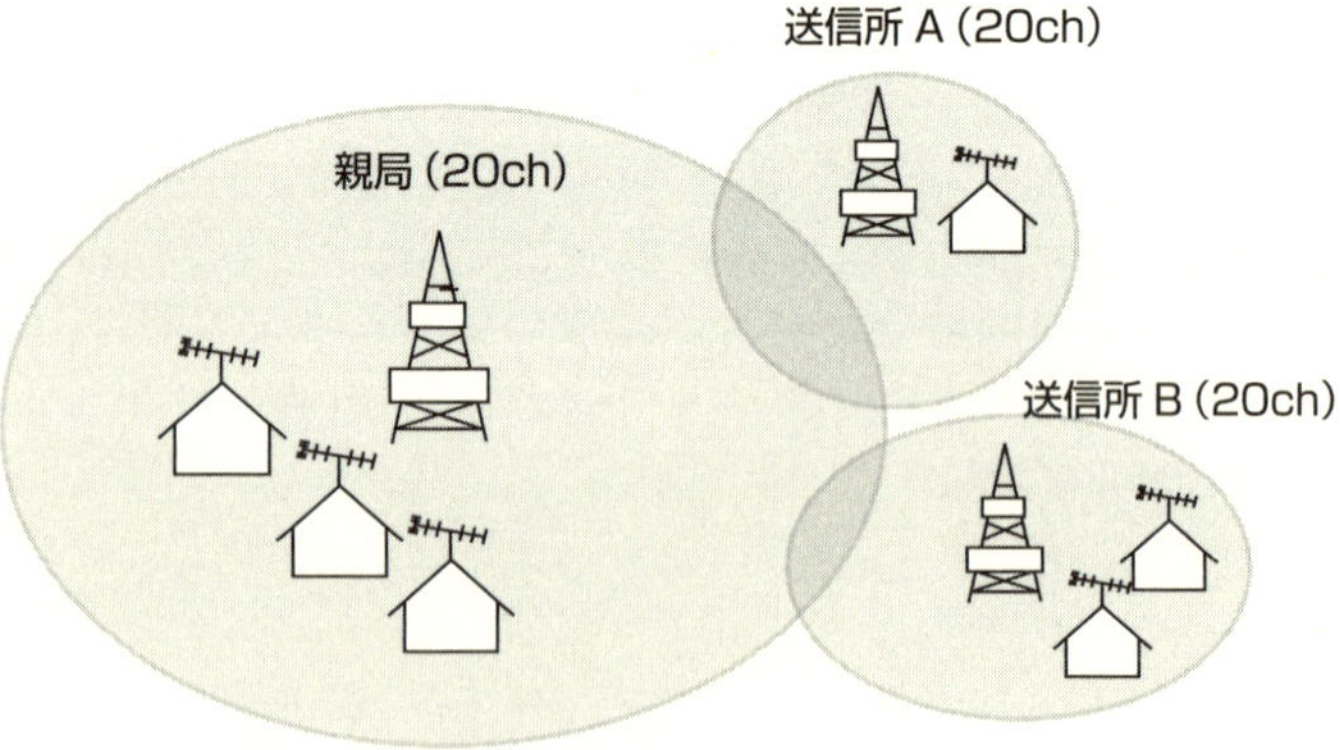

（NHK受信技術センター編『知っておきたい地上デジタル放送』NHK出版、2003年、44～45頁）

表2—17：地上波テレビの周波数と「跡地利用」

周波数（MHz）	現在の用途	テレビチャンネル	アナログ終了後
90～108	テレビ（VHF-Low）	1～3	「跡地利用」
108～170	（航空管制通信など）		
170～222	テレビ（VHF-High）	4～12	「跡地利用」
222～470	（公共業務、アマチュア無線、コードレス電話など）		
470～770	テレビ（UHF）	13～19	地デジ
512～566	東京タワーから送信されている地デジ電波	20～28	地デジ
		29～52	地デジ
710～770		53～62	「跡地利用」

（総務省「電波利用ホームページ」ほかから作成）

空く予定の周波数は、アナログテレビ放送の「跡地」とも呼ばれています。この跡地を業者などに活用させることによって新たな産業を振興していくことを、総務省などは目指しています。

総務省は〇六年三～四月に、跡地を利用してどのような事業などを行うのかを公募し、延べ一八一件が提案されました。総務省の「情報通信審議会情報通信技術分科会電波有効利用方策委員会ＶＨＦ／ＵＨＦ帯電波有効利用作業班」がこれらの提案を検討し、〇七年六月までに結論を出すとされています(注)。

注：本書執筆後の〇七年六月、総務省は地上デジタル放送移行に伴って空く周波数帯の再配分計画を公表した。「一三〇MHz分の空きのうち、三割にあたる四〇MHzを携帯電話用に割り当てる。（略）携帯電話への割り当て増で、通信の混雑緩和が期待できるほか、高精細な映像の配信などのサービスが実現する見通しだ。計画ではこのほか、放送局などによる携帯電話向けの新放送に三二・五MHzを配分。警察などが利用する防災無線に三二・五MHz、高度道路交通システム（ＩＴＳ）に一〇MHzを割り振った」（『日本経済新聞』二〇〇七年六月二十八日）。

「ユビキタスネット社会」

地上波テレビ放送のデジタル化や、デジタル化による「跡地利用」は、総務省が実現を目指すという「ユビキタスネット社会」の中に位置づけられています。総務省の「周波数の再編方針」（二〇〇三年十月）は、現在アナログテレビ放送が使っているＶＨＦ、ＵＨＦを含む電波の利用について「世界最先端のワイヤレスブロードバンド環境の構築によるユビキタスネットワーク社会の実現に当たっては、従来の考え方に捉われない周波数割当の抜本的な見直しや周波数の再配分・割当制度の整備に関する諸施策を積極的に展開することが必要不可欠である」と述べています。

「ユビキタス（ubiquitous）」は「至る所に存在する」という意味のラテン語です。総務省が言うユビキタスネット社会は「いつでも、どこでも、何でも、誰でも」インターネットなどの情報通信ネットワークを簡単に利用できる社会であり、二〇一〇年までの実現を目指すとしています。

総務省が政策推進の根拠にしている懇談会の報告書や、総務省のホームページには、ユビキタスネット社会のイメージについて、次のように例を示しています。

・青果、肉、魚、加工品などの食品に電子タグ（電波を送受信するカード）等を貼り付け、生産履歴（日時、生産地、生産者名、使用農薬など）や流通履歴データを管理できる仕組みをつくり、消費者などがそれらの情報を簡単に見られるようにする。

・一人暮らしの高齢者等を対象として、家の中の各種センサーや家電の動作状況などから居場所や健康状態などを監視・管理し、必要に応じて第三者に通知する（ユビキタスネット社会の実現に向けた政策懇談会「ｕ―Ｊａｐａｎ政策」二〇〇四年十二月）。

・外出先から自宅の冷蔵庫の中身を確認でき、賞味期限が近づいているものを教えてくれ、メニューの提案もしてくれる。

（総務省のウェブサイトhttp://www.soumu.go.jp/menu_02/ict/u-japan/j_r-menu_u.html）

ユビキタスネット社会の実現のために「国民の利用状況にあわせて、有線・無線のどちらの形態のブロードバンド・サービスでも選択することができるインフラ整備を進め」ることや「第三世代携帯電話を上回る伝送速度を有する広帯域移動無線アクセス、高速無線ＬＡＮ、高度道路交通システム（ＩＴＳ）等新たな電波利用システムの導入を推進」するといいます（総務省「ｕ―Ｊａｐａｎ推進計画二〇〇六」二〇〇六年九月、一〇頁）。

「ユビキタス子ども見守りシステム」というものを松下電器産業が提案し、青森県弘前市で実証実験が行われました（松下電器産業のウェブサイト。http://panasonic.co.jp/corp/news/official.data/data.dir/jn070215-1/jn070215-1.html）。子どものランドセルに電子タグを付け、街じゅうの電柱などに設置された「電子タグリーダー」に電子タグ（子ども）が近づくと通信を行い、保護者が端末（自宅パソコンなど）から常に子供の居場所を把握することができるというものです（図２―９）。子どもが犯罪被害にあう事件が報道されると、子どもを見守りたい（図のイメージだと「見守り」より「監視」に近そうですが）という親の気持ちは分かりますが、諸外国で子どもから携帯電話をなるべく遠ざけようという動きがあるのに比べて、電磁波に対して無警戒すぎるのではないでしょうか。

総務省は、ユビキタスネット社会の実現により「生活や地域社会、市場・産業の活性化の実現へと繋がり、社会全体の『質』が高められていく」（総務省「u—Japan推進計画二〇〇六」一頁）と、その素晴らしさを強調しています。しかし、人々は、このような社会を本当に望んでいるのでしょうか。外出先から風呂釜やエアコンのスイッチを入れ、帰宅した時には家がすっかりあたたかくなっているという社会は快適かもしれませんが、誤作動、または、人為ミスによる事故を誘発するという負の側面もあります。帰宅した時には家がすっかり焼失しているかもしれません。機械と電波の力に頼って安全安心を維持する社会は、便利な半面、脆弱な社会だとは言えないでしょうか。

仮に人々がユビキタスネット社会を望んでいるのだとしても、行政や産業界ばかりでなく、生活者が望むあり方にすべきです。総務省がユビキタスネット社会推進の根拠にしている報告書をまとめた「ユビキタスネット社会の実現に向けた政策懇談会」のメンバーには「主婦連合会事務局長」はいるものの、大半は産業界関係者で占められています。

電磁波による健康影響についてまったく考慮しない総務省が電波利用を推進すれば、「いつでも、どこでも、誰でも」電磁波に被曝し続けることができる、「ユビキタス電磁波汚染社会」が実現するでしょう。このような趨勢の中で新東京タワーができた場合に、地デジ以外にも電波を出しまくることになりはしないでしょうか。

ユビキタスネット社会の中の地デジ

前述のように、「外出先から自宅の冷蔵庫の中身を見る」ためには、冷蔵庫がインターネットなどにつながっていなければなりません。パソコンを使う人々の大部分にとってインターネットは身近な

図２―９：ユビキタス子ども見守りシステムのイメージ

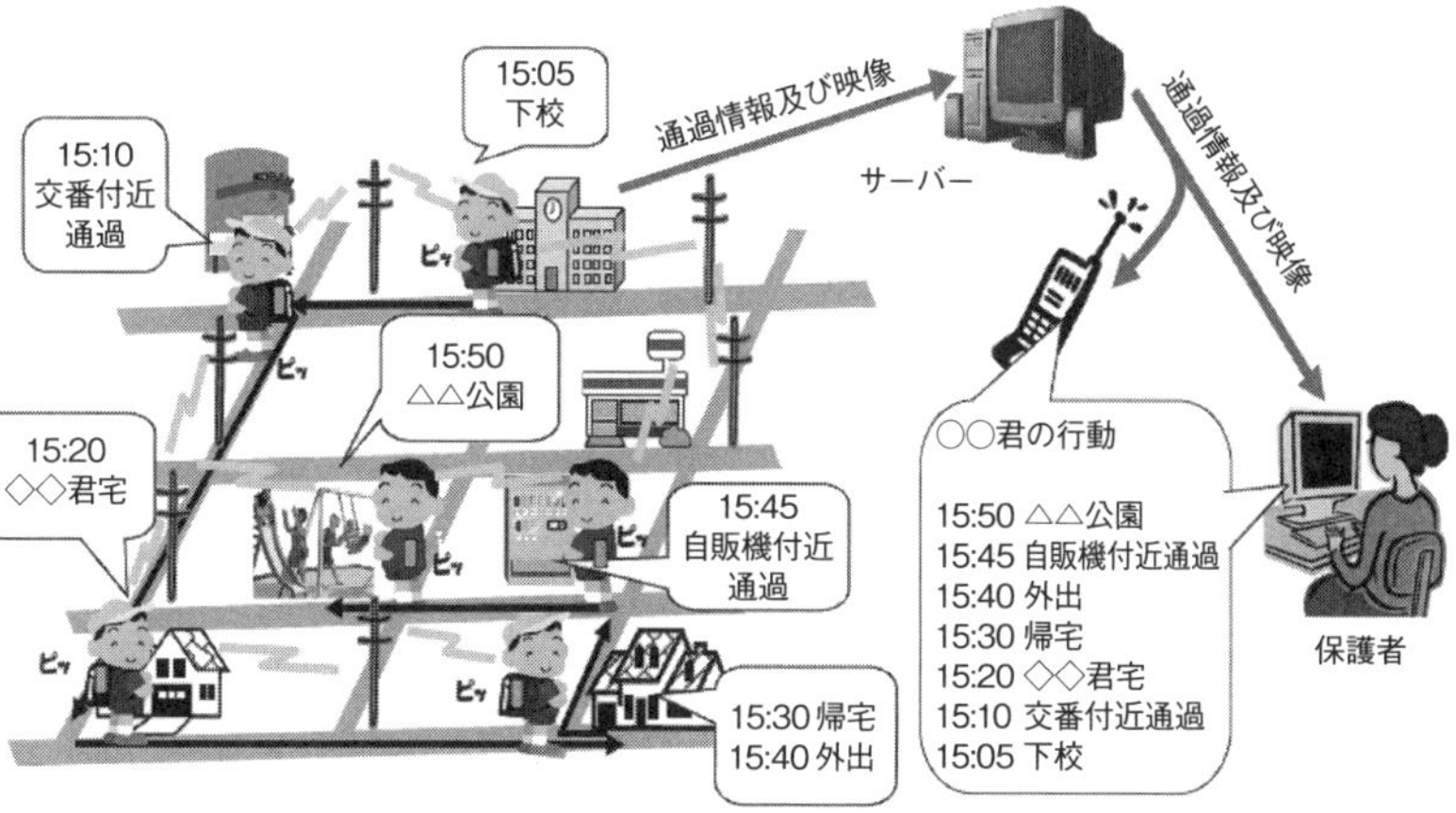

（総務省「u―Japan 推進計画 2006」2006 年９月、８頁）

存在ですが、パソコンを使わない人々をもユビキタスネット社会に巻き込もうと総務省は考えています（余計なお世話だと思いますが）。地上デジタル用のテレビ受信機のほとんどは、「双方向」機能実現のため、インターネットへ接続できるよう作られています。地上デジタル対応テレビを買えば、買った人がインターネットについてよく知らなくても、電気屋さんがテレビをインターネットにつなげてくれるかもしれません。

このように、総務省は家庭におけるインターネットなどの「ゲートウェイ（出入り口）」として、地上デジタルテレビを位置づけています。このことも、国が地上デジタル化を推進している主要な理由の一つです。

デジタル変調のほうが影響大？

アナログテレビ放送と比べると、地上デジ

タル放送の電波のほうが、より弱い電波でテレビが映ります。したがって、デジタルのほうがアナログよりも放送タワーからの電磁波が弱くなり人体への影響もより小さくなる、と説明されることがあります。墨田区のタワー誘致担当者も、そのような趣旨の説明をしていました。

しかし、単純にそうとばかりも言えないかもしれません。デジタル信号で変調された電波のほうが人体への影響が大きいという報告があるからです（表２―18）。携帯電話はアナログでしたが、第二世代以降デジタルとなり、その影響を調べる研究が行われてきているのです。

電波の変調

音声や画像などの情報を電波に乗せることを、変調といいます。自然界に存在している電磁波は、図２―10のＡのような「正弦波」と言われる単純な波形が基本です。放送や通信では、この正弦波を搬送波（情報を運ぶための電波。キャリアともいう）として使い、そこに情報を載せる「変調」という操作を行います。

ラジオの「ＡＭ放送」「ＦＭ放送」は、それぞれ、振幅変調（Amplitture Modulation）、周波数変調（Frequency Modulation）という変調方式が語源です。振幅変調では図のＢのように、情報（映像信号、音声信号など）に合わせて電波の振幅（強さ）を変えます。周波数変調では図のＣのように、情報に合わせて電波の周波数を変えます。アナログテレビ放送の映像は振幅変調、音声は周波数変調です。

デジタル情報は、あらゆる情報を数字の「〇」と「一」に置き換えた情報なので、デジタル情報

表2—18：アナログ（連続）とデジタル（パルス）の影響比較
（同じ電力密度で影響の大きな方）

マイクロ波被曝効果	大きな影響を示すもの
マウスの寿命	アナログ及デジタル
ラットの緊張低下	—
ウサギの赤血球製造	—
ウサギの赤血球への鉄の取込み	デジタル
ウサギの心臓鼓動	—
ウズラの卵児の心臓鼓動	—
ウサギの血液化学組織	—
ウサギのアセチルコリン・エストラーゼの量	デジタル
ウサギの脳波	—
カエルの座骨神経の状態	—
アメフラシの神経の伝達速度	デジタル
ラットの回避行動	デジタル
ラットの回転運動行動	—
マウスの回避行動	デジタル
ラットの血液脳関門の変化	デジタル
ウサギの白内障	—
ウサギの組織培養・水晶体	デジタル

（CRC Handbook of Biological Effects of Electromagnetic Fieldsより引用）
（注）—は、はっきりしない場合
（荻野晃也『危ない携帯電話』緑風出版、2002年、63頁）

を電波に載せるための変調は、たとえば「〇の時は電波を弱くする（振幅を小さくする）」「一の時は電波を強くする」という方式があります。しかし、この方式のように「〇」や「一」を一度に一個ずつ（一ビットずつ）送るのは、効率的ではありません（「ビット」はデジタル情報量の単位で、「〇」と「一」のどちらなのかを示す情報量が「一ビット」）。一度に二個ずつ、四個ずつ……と、できるだけ多くの情報を送る変調方式が、実際には採用されています。

デジタル情報を一度に多く送れる変調方式としては、波形の開始位置を変える「位相変調」（PSK）があり、携帯電話などで使

図2―10：電波の変調イメージ

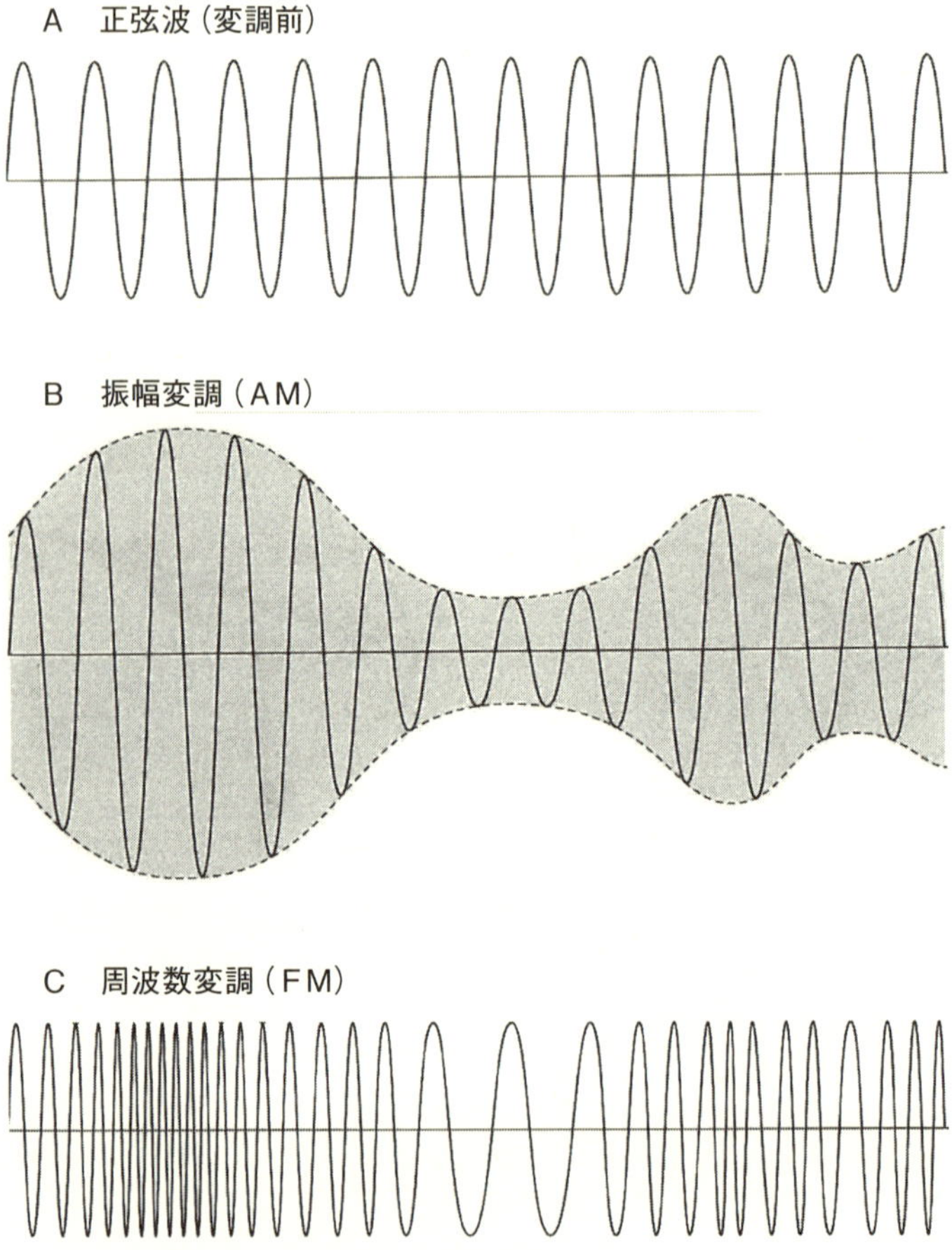

D　位相変調（PSK）

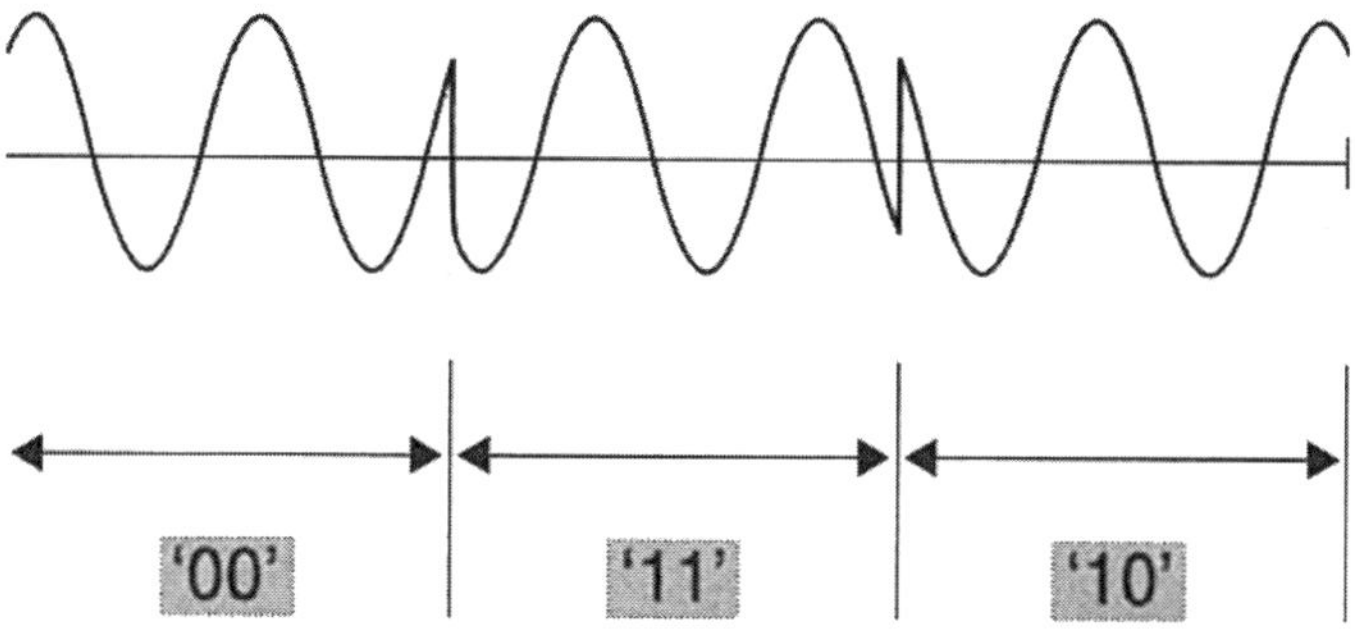

E　直交振幅変調（QAM）

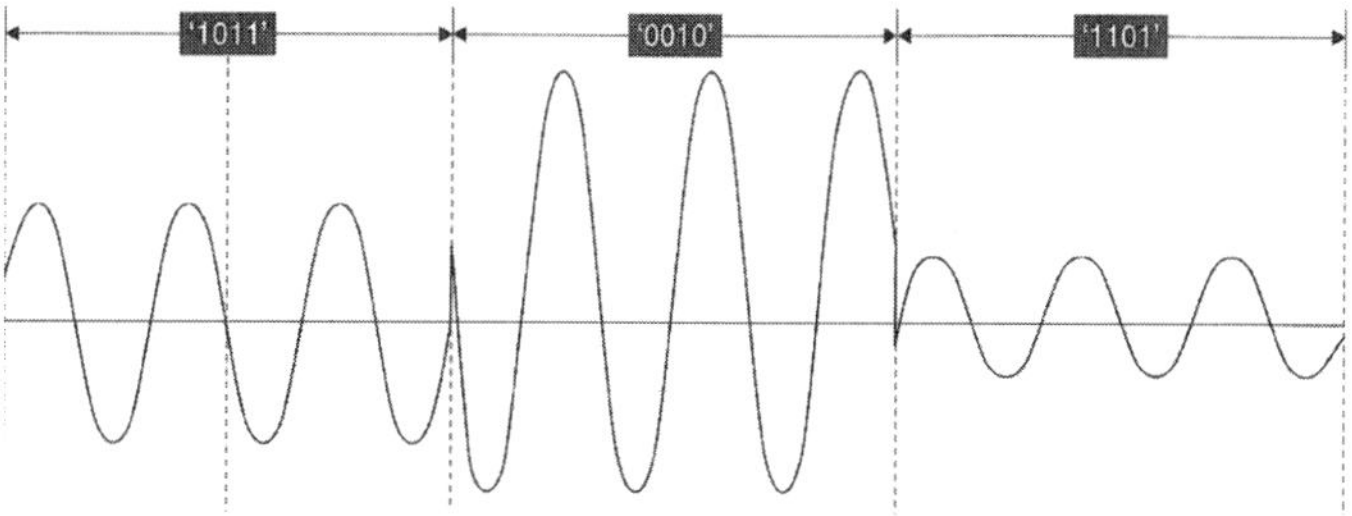

（亀山渉、花村剛監修『改訂版デジタル放送教科書（上）』インプレス、2004年、30～42頁）

われています。ＰＳＫにはいろいろな種類があり、図のＤは一度に二ビットずつ情報を送る「ＱＰＳＫ」の例です。情報の内容に応じて波形の開始位置が変わるので、波形と波形のつなぎ目が鋭くとがったように表されています。そして、地デジでは、位相変調と振幅変調を組み合わせた「直交振幅変調」（ＱＡＭ）も使用しています。図のＥはＱＡＭのうち、四ビットずつ情報を送る「一六ＱＡＭ」の例です。このほか、六ビットずつ送る「六四ＱＡＭ」も使用しています。

このようにデジタル変調された電波の波形は複雑なものとなり、自然界の電磁波とかけ離れたものです。元山梨大学講師の有泉均さんは「電磁波照射による細胞からのカルシウムイオン流出（第2部第1章）のような、弱い電磁波による生体への影響は、そのエネルギーではなく変調を受けた信号の作用によるものです。地上デジタル放送電波のように短時間で振幅や位相が激しく変化するような変調では、信号の作用が強まり、生体への影響が大きくなる恐れがあります」と指摘しています。

また、日本の地上デジタル放送は、周波数が異なる複数の搬送波を使うマルチキャリア方式を用いています。地デジで採用されているマルチキャリア方式であるＯＦＤＭ（直交周波数分割多重）は、一チャンネルあたり六㎒の帯域に一四〇五～五六一七本もの搬送波を使い、データをこれらの搬送波に振り分けて並列に伝送します。この方法だと、マルチパス（第4部）に強く、ＳＦＮ（第2部第6章）を構築しやすくなるとされています。それぞれの搬送波は、ＱＰＳＫ、一六ＱＡＭ、または六四ＱＡＭで変調されています。このマルチキャリア方式もアナログテレビ放送と違う点の一つであり、人体への影響の仕方が違ってくるのかどうかは、まだ分かりません。

ＵＨＦは人体が吸収しやすい

現在のアナログテレビ放送は大ざっぱに言うと、都市部では主にＶＨＦ、地方では主にＵＨＦが使われていますが、地上デジタルテレビはすべてＵＨＦです。有泉均さんは「ＶＨＦに比べてＵＨＦのほうが波長が短く、人体の中で電磁波の影響を特に受ける頭の大きさに基づいて計算すると、ＵＨＦのほうがＶＨＦより吸収量がかなり多くなります(注)。細胞分裂が活発でＤＮＡの変形を受けやすい子どもは電磁波被曝量を少なくして保護しなければならないという社会的要請に、ＵＨＦ化は逆行しています」として、子どもへの影響を心配しています。

総務省は「電波防護指針は、乳幼児など、すべての人々を保護するためにつくられた」旨、説明しています（文献6）が、そもそも電波防護指針では非熱効果が考慮されていないことは、既に見た通りです。

注：ＵＨＦは五〇〇MHzの場合で波長は六〇cm、ＶＨＦは二〇〇MHzの場合で波長は一五〇cm。「身長が波長の約一〇分の四のとき吸収が最大（共振）にな」り（赤尾保男『環境電磁工学の基礎』電子情報通信学会、一九九一年）、波長の一〇分の四はそれぞれ、ＵＨＦで二四cm、ＶＨＦで六〇cm。「二四cm前後」は人間の頭などの大きさにより近い。つまり人間の頭が受信アンテナになるということである。

予防原則の考え方を

非熱作用を引き起こさない程度の弱い電磁波と健康影響の関連については、証明されてはいませんが、これまで見た通り、関連を疑わせる研究報告が出されています。

ものごとを完全に究明することは困難ですが、少しでも完全に近づくことを目指して、研究をどこまでも究めていくことが、研究者の仕事です。その意味で、研究者たちが「電磁波と健康影響の関連性は証明されていない」と言うのは、間違いではないでしょう。

しかし、私たち市民は、必ずしも科学的に完全な証明は求めていません。現在まで分かっている範囲の科学的知見に基づいて、市民が納得できる対策によって将来起こるかもしれない危険をできるだけ事前に避けて、健康な生活を送っていきたいというのが市民の要求です。

科学的不確実性が残っていても、深刻な、あるいは取り返しのつかない危険が発生する恐れがある場合には早期に必要な対策を講じる「予防原則」（第2部第2章資料2―1参照）の考え方から、各国では電磁波について、それぞれのやり方で対策を講じています。日本でも、同様の取り組みが必要ではないでしょうか。

電磁波について公正性が疑われる見解も表明しているWHOでさえも、電磁波を用心する必要はあるとして、以下のように述べています（WHO「科学的不確実分野における予防的方策展開のためのフレームワーク案　追加資料B　高周波電磁波分野におけるケーススタディ」二〇〇四年。ここでは電磁波問題市民研究会『会報三四号』二〇〇五年三月掲載の和訳による）。

> テレビやラジオ放送の高周波電磁波を一世紀以上曝露した人類の経験は、最近のセル方式無線通信（携帯電話のこと）の高周波電磁波曝露に勇気を与えてくれるかもしれない。しかしその一方で、セル方式無線通信の高周波電磁波は、テレビやラジオ放送の高周波電磁波とは生物学的に

異なったものかもしれない可能性もある。その理由は、セル方式無線通信のほうが、テレビやラジオ放送より一般的に周波数が高く、特に数十ヘルツや数百ヘルツの周波数のパルスで、より複雑な周波数変調を加えられているからである。この問題は科学的には未解決である。

ここで言う「テレビ」とはアナログテレビ放送のことです。アナログテレビ放送に比べて新しい技術を採用しているデジタル方式の携帯電話の電磁波による影響は、まだ研究が追いついておらず「科学的には未解決」だと、WHOは指摘しているのです。新しい技術の採用については、地上デジタル放送の電波も同じことが言えるので、やはり「科学的には未解決」であり、それだけ用心の必要があると言えます。

幅広い関係者の関与

WHOは上記と同じ文書で、「今回のWHO予防方策フレームワークでは幅広いステークホルダー（利害関係者）を取り込むよう奨励している」とも書いています。英国では、実際に、幅広い関係者の参加による新しい試みが始まっています。

英国政府は〇四年十一月、四〇団体をメンバーとする「超低周波電磁波に関する利害関係者助言グループ（SAGE）」を設置しました。保健省や電力会社、家電業界団体のほか、小児ガン患者の会や高圧線建設反対の住民団体も加わっています。電磁波のリスクについて、国と産業界、国民の間で情報を共有し、送電線と建物の距離はどれくらい離すべきか、電磁波を減らす技術的手段はあるのかなど、身近な電磁波をめぐる具体的な対策を話し合っています」（『読売新聞』二〇〇六年十一月十一日）。

英紙報道によると、高圧線から七〇m以内（電圧によっては三五m以内）には新しい住宅は建てないという案が、検討されています（http://www.telegraph.co.uk/news/main.jhtml?xml=/news/2006/04/29/npylons29.xml）。

新東京タワーからの電磁波問題に限らず、役所が決めて住民が従う（あるいは反対する）という一方通行の意思決定ではなく、WHOが推奨しているように、また、英国で取り組まれているように、さまざまな立場の代表者がすべて入った場でものごとを決めていくという仕組みが、これからの日本でも必要だと、筆者は強く訴えます。

電磁波とうまくつきあう

電磁波と健康影響との関連が疑われていても、電磁波と無縁ではいられません。私たちの生活に欠かせない電波もありますし、電気製品をまったく使わない生活も考えられません。電気や電波を濫用しないことや、気をつけながら使うことが肝心です。

電磁波について用心したいと考えた方々は、日常生活の中で、電磁波の被曝をできるだけ減らす工夫をしてください。

具体的には、以下の通りです。

・携帯電話は必要最低限の使用にする（通話をしていなくても電波を発信しているので、電源を切っておく時間をできるだけ長くする）。

・携帯電話はイヤホンマイクを使う。

・電波が弱い所では携帯電話を使わない（基地局からの電波が弱いところでは、携帯電話機からの電波は強くなる）
・寝室で携帯電話の電源を入れたまま頭の近くに置いて寝ない。
・寝室の頭の位置はブラウン管テレビの近くにしない（電磁波は壁や天井も通過するので、隣室や上下階の部屋のテレビからも離す）。
・頭の近くで使う電気スタンドは白熱灯にする（蛍光灯は電磁波が強い）。
・電気毛布、電気カーペットは電磁波が強いので人が使っていない状態で温めて、使う時には電源を切って余熱で暖まる。
・ＩＨコンロは電磁波が極めて強いので、ガスコンロに替える。
・ヘアドライヤーはなるべく離して短時間使う。
・無線ＬＡＮは有線ＬＡＮに替える。どうしても使いたい場合は、できるだけ短時間の使用にし、使用しない間は電源を切る。
・近所に変電所、電柱のトランス、送電線、携帯電話基地局などがある場合は、電磁波測定を行い、その結果によっては抜本的な対策を行う。
・パソコンのディスプレーが乱れるなど、生活環境の電磁波が特に強いと思われる場合は、電磁波測定を行い、その結果によっては抜本的な対策を行う。
・電磁波について関心を持ち、新たな情報の中で合理的と判断できるものを無理のない範囲で生活に取り入れる。

他人の健康にも配慮を

携帯電話から送信される電磁波が、心臓ペースメーカーに誤作動を引き起こす恐れがあることは皆さんもご存知でしょう。心臓ペースメーカーに影響を与えない携帯電話との安全な距離を、総務省の指針は「二二cm以上」としています。このため、鉄道各社は優先席付近の携帯電話の電源オフを呼びかけています。しかし、東北大学理学研究科の本堂毅さんらが、列車車両に似た金属製コンテナ内で電磁波を発生させて測定したところ、送信源から四・六m離れた場所でも一一cmしか離れていない場所に相当する強さの電磁波が測定されました。また、ドアを開けたエレベーター内の実験でも、送信源から二・六mの場所で一〇cm相当の強さでした。金属の壁や天井に反射した電磁波が集中する場所で電磁波が強くなるため、発信源から距離をとっても電磁波は弱まらないことが分かったのです（『読売新聞』二〇〇六年七月二十五日）。自分の健康に配慮し、他人の健康にも同様に配慮するために、列車内の優先席付近で携帯電話の電源を切ることはもちろん、優先席付近でなくても車内ではできるだけ電源を切ってください。

また、電磁波過敏症を発症している方は、弱い電磁波に反応して体調が悪化するという状態を周囲が理解してくれず孤立している場合が多いです。もしあなたの身近にいたら、できる範囲で手を差し伸べてください。

第3部　新東京タワーで地域はどうなる？

第1章　経済的リスク

新タワーで「地域活性化」

墨田区が新東京タワーを誘致した理由は、地域活性化と経済波及効果、平たく言えばおカネです。区が新タワー誘致について、初めて区の広報に掲載した記事には、次の通り書いてあります（「すみだ区報」二〇〇五年二月一日）。

誘致が実現すれば、隅田川花火大会や国技館の大相撲、向島百花園などの区が誇る観光資源に新たな観光スポットが加わることになります。これにより、区周辺地域に限らず、世界中から観光客が訪れることが見込まれます。

また、商業施設なども新たに誕生し、タワーの周辺は、観光や商業、地域の賑わい創出の核となることが期待され、その経済波及効果は、計り知れないものがあります。

第一生命経済研究所は〇六年五月、新東京タワーの経済効果を四七三億円とする独自の試算を発表しました。

墨田区が新タワーを誘致した理由を説明するときには、墨田区や押上が衰退または停滞しているとの現状認識が示されます。たとえば、山崎昇区長は「東京の再開発は六本木、品川など西部、南部が中心で、東部は地盤沈下が著しい。墨田区はものづくりの街だったが（中国などと競争激化で）衰退している。新タワーは東京東部が元気になるシンボルになる」との考え方を披露しています（『日本経済新聞』二〇〇六年四月十三日）。つまり、「ものづくりの街」から「観光の街」へ重心を移そうというわけです。新タワーができれば、観光客が大勢来て、元気がない地元が潤って元気になる……。新タワーを誘致した人々にとって、それは疑う余地のない大前提であるようです。区の誘致担当者は、次のように述べていました（「新東京タワー（すみだタワー）を考える会」と墨田区新タワー・観光推進課長らとの意見交換、二〇〇六年八月九日）。

東武鉄道も民間の事業者なので、むしろ彼らがこの事業を成功させないと、会社のこれからに関わる。民間の智恵で、必ずや、地域への波及効果が生まれるような、このエリアの開発をしていくと、われわれは信じているし、そういう方向で、行政としては強く申し入れていく。

また、（「押上・業平橋地区まちづくりグランドデザイン」についての説明会でも、区民から）「経済効果があるかどうか検証したらどうか」という意見はなかった。

しかし、墨田区は本当に〝元気がない〟のか。本当ならば、どうすべきなのか。新タワーを呼べば、元気になるのか。本当は、そこから検討すべきです。

大勢の観光客が来る？

新タワーの第一候補地に「台東・墨田エリア」を選んだ「新タワー候補地に関する有識者検討委

員会」の委員だった安島博幸・立教大学観光学部教授は、答申の中で、以下のように警告しています（文献1、四一頁）。

> 新タワー自体を目的とする来訪者は、限られたものであり、その数は、比較的短い時間で減少していく。タワーの新規性に頼るのは大変経営的なリスクが大きいと言わざるを得ない。（略）安定した入場者が期待できるのは、新タワーが場所のシンボルとして、古典化あるいは社会化した時であり、相当の時間を要するであろう。（略）それまでの期間を持ちこたえる戦略が重要である。

タワー・展望台は、多くの人にとって〝一度行けば終わり〟です。安島教授が示した図3―1のように、他のタワーでも、お客はどんどん減っています。「世界一の高さというだけで、長期にわたる観光収入が約束される時代ではない」（『日刊工業新聞』二〇〇四年八月四日）のです。タワーの集客数維持、そしてタワーの経営は、困難な事業であり、たいへんな努力が必要です。タワーが来れば即、計り知れない経済波及効果をもたらすという保証はありません。

地元商店などに打撃

東武鉄道は、新東京タワーに隣接して大規模な商業ビル、オフィスビルを建設します。このほかにも、タワー周辺地区では、大手資本によるショップ、レストラン等の進出が相次ぐことが予想され、地元商店街を圧迫する恐れが大きいと考えられます。

新タワーへ来た人は、確かにおカネを落としてくれるでしょう。しかし、そのおカネはだれのふ

図3—1：各地のタワー・展望台の入込客数推移

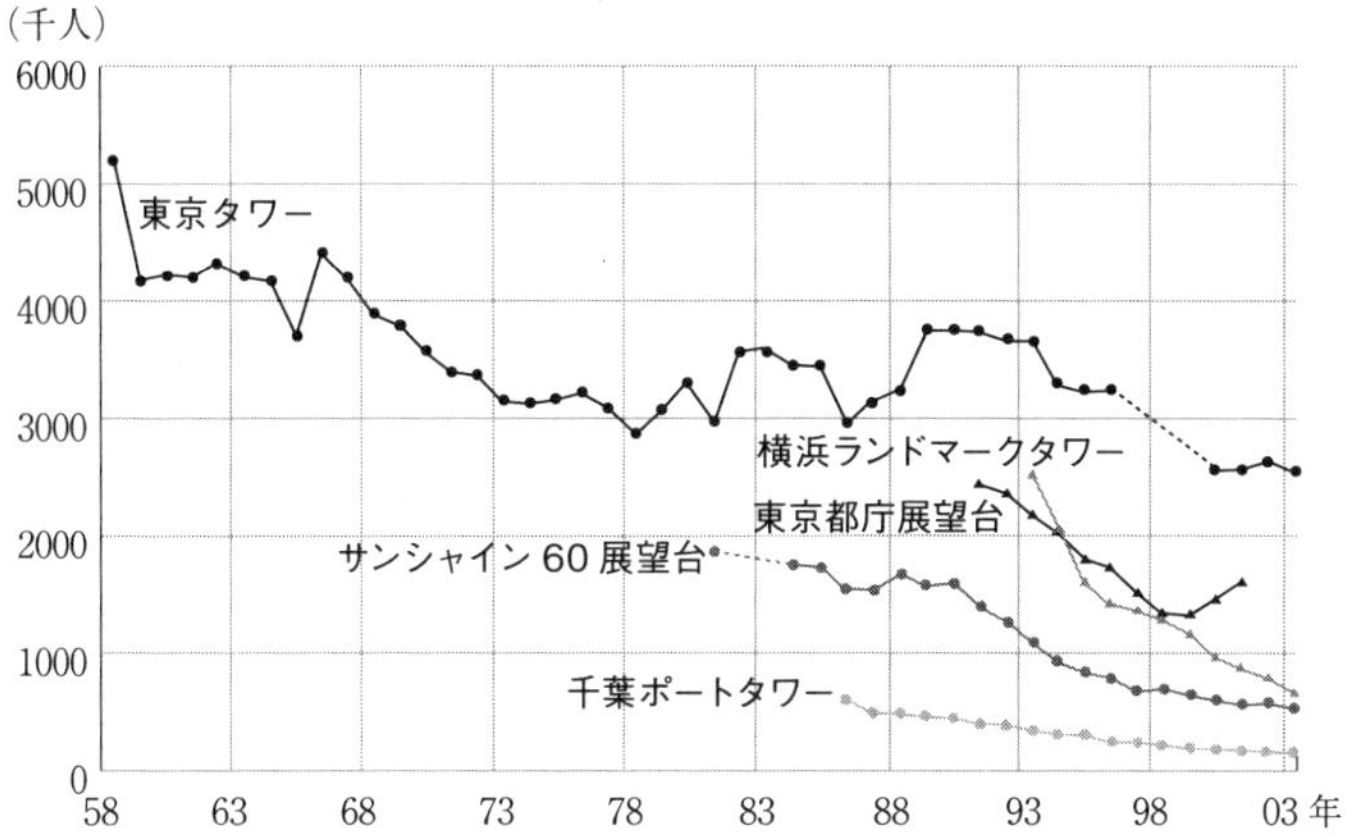

（「新タワー候補地に関する有識者検討委員会答申」2005年3月、40頁）

ところに入るのでしょうか。地域活性化と言っても、地域のだれがもうかるのでしょうか。

これまで、全国各地でさまざまな開発事業が行われてきましたが、失敗例はたくさんあります。開発地区では、たとえ一部が潤ったとしても、客を奪われた周辺地区ではかえってさびれてしまったという例は珍しくありません。

新タワーに賛成している人々が参加しているはずの「新タワー建設推進協議会」の報告会でさえ「隣がタワーになり、大きな商業ビルが作られたら、我々商店街は今後どうしたらいいのか」との声が出されました（「議事概要　新タワー建設推進協議会報告会の開催について」二〇〇六年十月十日開催）。

新タワーを誘致するのであれば、経済的なメリットだけではなく、このようなデメリットやリスクも含めてきちんと検証をし、住民と十分な意見交換や議論をしてから決めるべきでした。

典型的な下町と言えるこの地域は、新タワーによって、良い意味でも悪い意味でも大きく変わっていくでしょう。すでに地上げが始まっているとも言われています。新タワーが地元に与える社会的・経済的インパクトが総じてプラスであると言えるのでしょうか。区の担当者の見方は、あまりに楽観的過ぎます。

区は建設費を出さないというが

新東京タワー株式会社によると、新東京タワーの建設費は五〇〇億円です。

墨田区は区議会や区民に対して「新タワー建設は、東武鉄道（株）が中心となって『新タワー事業会社』を設立し、民間事業として行われるものです。そのため、新タワーの設計・建設・運営は『新タワー事業会社』が行うことになりますので、基本的には区の財政負担はありません」（文献3）と、新タワーの建設費は負担しない方針を説明しています。

しかし、本当にそうなのかと言うと、微妙です。なぜなら、墨田区は「区としても新タワー事業に対して出資をすることで一定の発言権を確保することも必要ではないかと考えておりますので、今後、区として新タワー事業に出資する場合には、区民を代表する区議会に諮り理解を得るなど、適切に対処していきたいと考えております」（文献4）とも言っているからです。

新東京タワー株式会社によると、新タワーの建設費は、テレビ各社からの預託金、出資金、金融機関からの融資でまかないます。なので、区が出資した場合、その出資金は建設費の一部である、と言えなくもありません。もちろん、出資金のすべてが建設費に回るわけではありませんが、区が出資することにより、区としてタワーの建設・運営を支えることには変わりありません。

そこで心配になるのが、事業費が予定の五〇〇億円を超えてしまった場合に、区がより大きな負担を求められるのではないかということです。新東京タワー株式会社は「建設費が五〇〇億円よりもふくらむ恐れは今のところ感じていない」（「新東京タワー（すみだタワー）を考える会」と新東京タワー株式会社の意見交換、二〇〇六年九月十四日）と述べていますが、このような大規模事業の場合、実際の費用が当初の見込みを上回ることは珍しくありません。物価高騰などの要因のほか、高さ六〇〇mものタワーは国内で前例がなく、しかも軟弱な土地に建設するために、最先端技術の開発・採用などに、予想外の費用がかかるかもしれません。タワーを誘致し、また、東武鉄道にタワー事業主体になるようお願いした立場である墨田区が負担を求められたら、果たして断りきれるでしょうか。

周辺整備には出費

墨田区は、タワー自体に出費しないとしても、タワーの周辺整備には出費します。区は「新タワーの有する情報インフラ機能の活用を含めた墨田区の地域防災上必要となる施設整備や隣接する北十《きたじゅっ》間川《けんがわ》（新タワー建設計画地に隣接する川）の親水整備などの地区周辺のまちづくりに関しましては、行政の役割と考えます」（文献3）と述べています。

墨田区は〇七年二月、区による新タワー関連支出（観光施設や防災対策など）は、〇六年度を含めた十年間の概算で七八億三〇〇〇万円（うち新規・拡充分は六三億五五〇〇万円）に上ると発表しました（表3—1）。

この「七八億三〇〇〇万円」には、財政難を理由に建設を凍結していましたが、新タワーがらみで

表3—1：墨田区が2006年度から10年間で取り組む主な新タワー関連事業（単位・百万円）

北十間川等整備事業	1675	新タワー街区と浅草通りを結ぶ人道橋の整備を行う 歩行者デッキ等の修景や水質浄化施設等、北十間川の河川環境整備を行う 北十間川の親水護岸整備とともに、南側に隣接する道路環境についても、景観向上及び歩行者への配慮を図った整備を行う
自転車駐車場整備事業	1460	押上駅前にレンタサイクル機能を含んだ駐輪場を整備するとともに、公共施設を整備する
新タワー周辺主要道路景観整備事業	715	観光バスや街歩き観光を楽しむ来街者の回遊ルートを確保するため、道路環境を整備する
吾妻橋防災船着場整備事業	511	新タワー完成までに、区役所前（吾妻橋周辺）の防災船着場を再整備し、観光用の水上バスの利用や水上イベントの充実を図る
新たな防災の拠点整備事業	500	新たな防災の拠点として、災害対応力や情報収集能力の向上のため、防災行政無線網の強化や高所カメラの増設を行う。その他、災害時のための設備を整備するほか、水防対策も行う
観光案内所設置事業	335	観光客の回遊を促す情報発信拠点として、タワーの足元に整備する

（墨田区「新タワー関連事業」2007年3月から作成）

再始動することになった「北斎館」の事業費は含まれていません。新タワー関連の支出は、七八億三〇〇〇万円にとどまらないことが予想されます。

北斎館は、生涯のほとんどを墨田区近辺で過ごしたとされる世界的画家・葛飾北斎を顕彰するものとのことです。米国の浮世絵研究家・故ピーター・モースのコレクション六〇〇〇点を墨田区が取得するなど一九八九年度から準備を進め、九三年度に基本計画案が作成されて以降、財政健全化措置の一環として十年以上にわたって凍結されていました。

山﨑昇・墨田区長は、観光振興策として、隅田川から北十間川、荒川を通って、東京ディズニーランド近隣に至る水上バス（図3—2）や、国際観光都市である台東区浅草と、タワー、北斎館、両国国技館、江戸東京博物館といった墨田区内の観光スポットを結ぶシャトルバスの運行などを構想しているようです（『日本経済新聞』二〇〇六年四月十三日）。

新タワー関連事業の中には、防災対策など、新タワーと関係なく実施されるべき施策もありますが、観光振興を大義名分とした区の出費が膨らむことによる財政圧迫や、区民サービス低下が懸念されます。たとえば、墨田区ではマンションなどが増え、働く両親が保育園に入れたくても入れない待機児童が増えています。働くお母さんが集う、あるインターネット掲示板には「今、墨田区が熱心なのって『新東京タワー誘致計画』なんですよね。そんなものいらないから保育園充実しろー！って感じです」との書き込みがありました。

新タワーの経営が苦しくなったら

新タワーを作っても、それを長年にわたって経営していくことは、なかなか大変そうです。

収入の柱の一つであるタワーへの観光客による入場料収入について、集客数維持が簡単ではないことは、前述の通りです。

もう一つの柱である放送各社からの賃貸料収入はどうでしょうか。テレビ各社は、アナログテレビ放送から地上デジタル放送への切り替えのために、巨額の出費を行っています。このためテレビ各社は、新タワーの賃料を、できるだけ安く抑えようとしているようです。筆者の取材（〇七年一月）に対し、ＮＨＫ広報部は「今のＮＨＫの状況では、東京タワーに払っているより、あまり大きな額の賃料を払うことはできない。三、四カ月前に聞いた話では（条件について両者の主張の隔たりが大き

図３―２：新タワー脇を流れる北十間川の整備イメージ

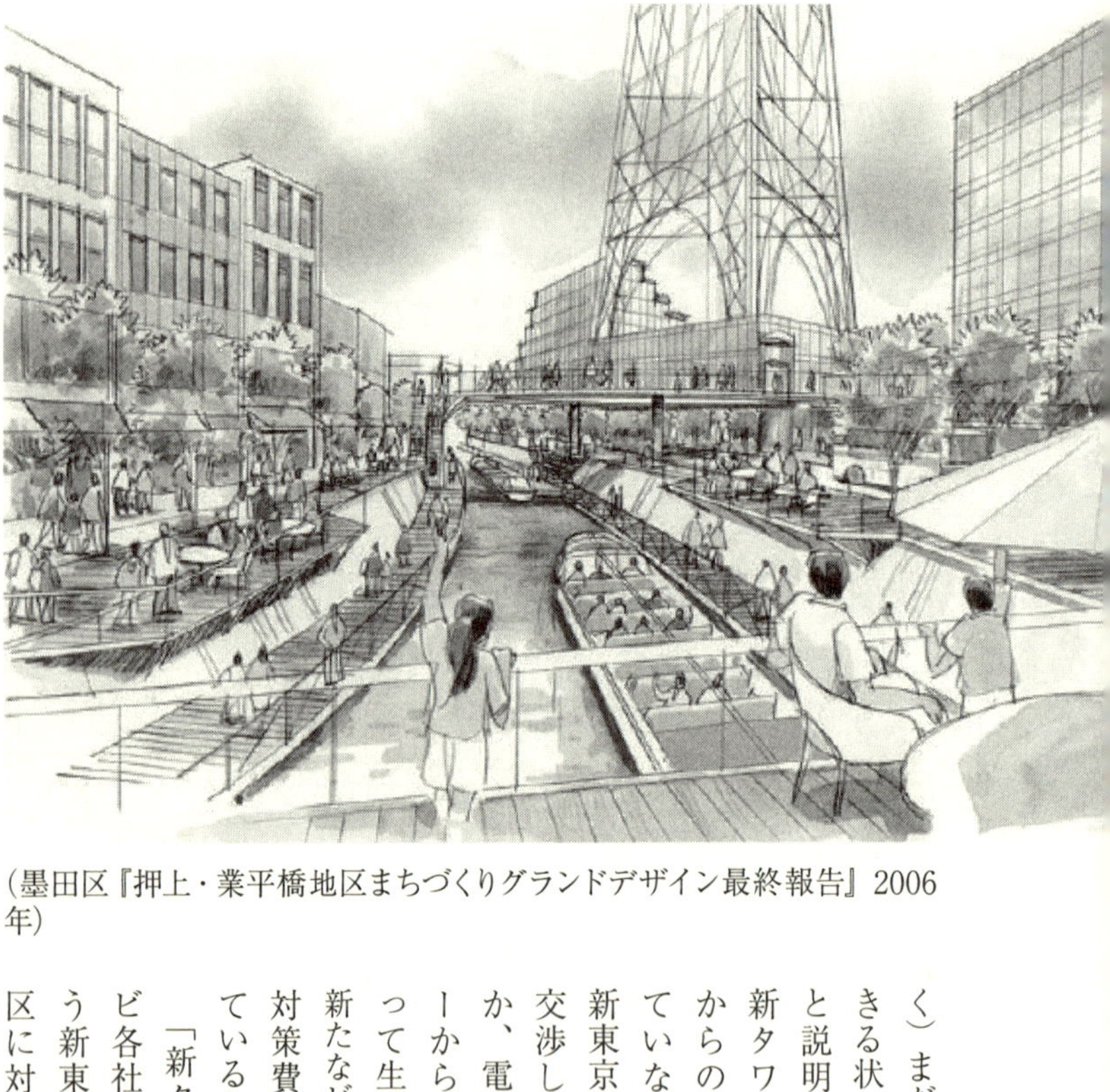

（墨田区『押上・業平橋地区まちづくりグランドデザイン最終報告』2006年）

く）まだまだ賃貸借予約契約ができる状況ではないと聞いている」と説明していました。墨田区が新タワーの最終候補地になってからの交渉もすんなりとはいっていない様子でした。ＮＨＫや新東京タワー株式会社によると、交渉している条件は賃貸料のほか、電波の送信場所が東京タワーから新タワーへ移ることによって生じる難視聴（ＳＦＮ混信や、新たなビル影など。第４部参照）の対策費の負担問題なども含まれているとのことです。

「新タワーを建てたい」「テレビ各社にぜひ来てほしい」という新東京タワー株式会社や墨田区に対して、テレビ各社はいわ

写真３―１：現在の北十間川

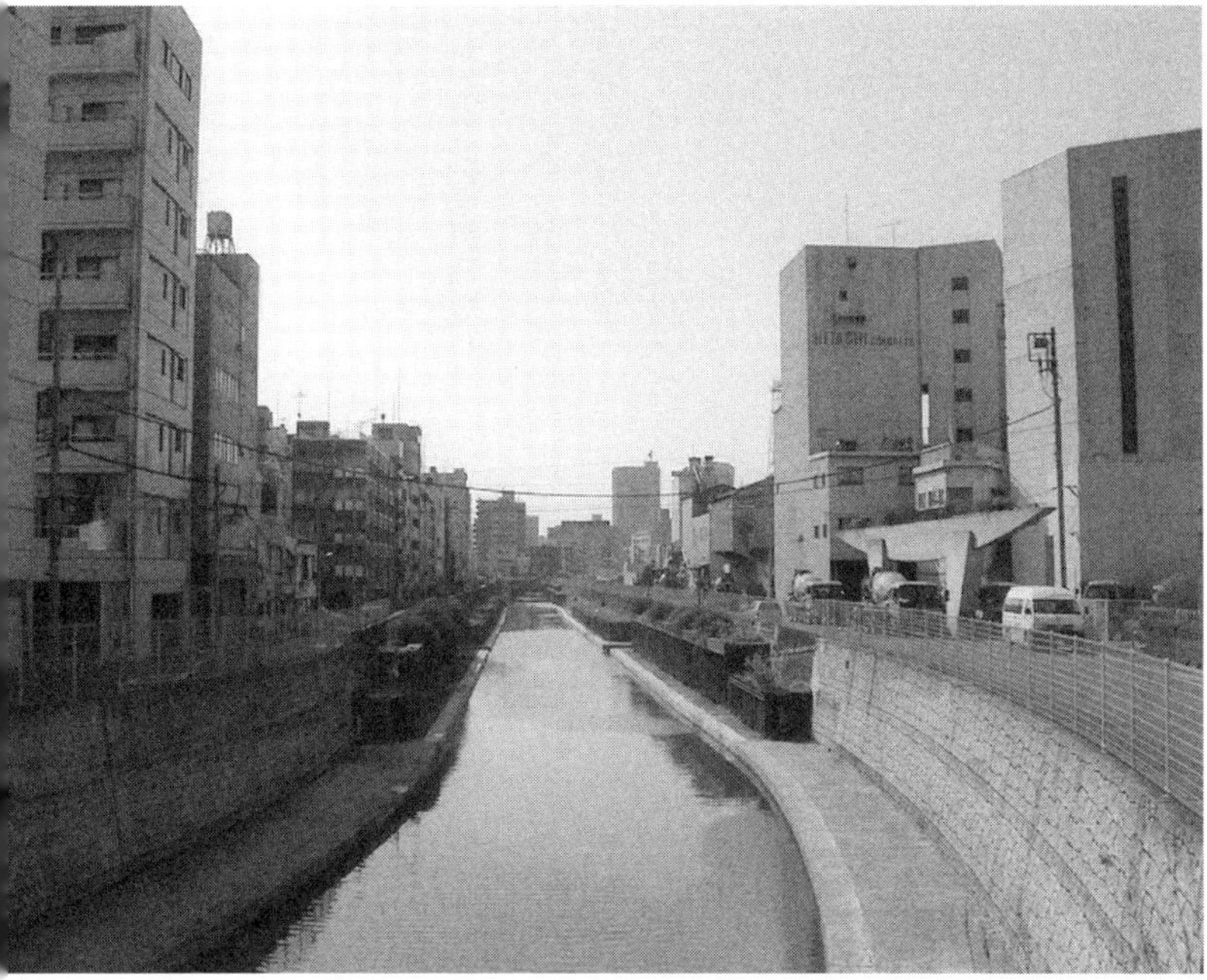

(2007年３月、筆者撮影)

ば「条件が良ければ新タワーへ行ってやってもいい」という姿勢です。はたして、新東京タワー株式会社は、想定していた金額の賃料収入を数十年間にわたって確保できるのでしょうか。

著書『電波利権』(新潮新書)などで、地上デジタル放送に疑問を投げかけてきた、ＮＨＫ出身の池田信夫・上武大学大学院客員教授は、筆者の取材に対し「もともと、地上デジタル放送自体が事業として成り立つのかどうか非常に疑わしい。地上デジタル放送になったからと言って、視聴者がコマーシャルを見る時間が増えるわけではなく、放送局にとって収益増にならないのに、地上デジタル放送のための中継局など、全部テレビ局の持ち出しで設備投資をする。放送各社側は新東京タワーに移っても、現在の東京タワーより高い賃料を払うつもりはないだろうし、新東京タワーは、なかなか苦しい投資だと思う。最悪、東武鉄道がビジネスとして失敗した場合に、区が補填するという可能性が出てくると思う」との見方を示しました。

テレビ各社は責任なし

新しい技術の開発に伴い、私たちの生活は良くも悪くも大きく変わってきました。これからも変わっていくでしょう。

たとえば、ハードディスクレコーダーが普及し、テレビ番組を放送時間に見るのではなく、録画してから見る人たちが増えています。ＮＨＫ放送文化研究所の調査では、視聴者の一五・四％がハードディスクレコーダーを「既に購入」と答え、そのうち五五・二％が「番組を録画して見ることが増えた」、二九・五％が「ＣＭをとばして見ることをよく行っている」と答えました（文献10、二〇〇七年四月）。

インターネット経由で見る「テレビ」も普及しています。無料でオンデマンド型（視聴可能な番組の中から、視聴者が放映時間にとらわれずいつでも見たい番組を指定して見ることができる放送形態）のインターネットテレビ「ＧｙａＯ」の登録者が一〇〇〇万人を超えたと発表されました（株式会社ＵＳＥＮの広報文、二〇〇六年六月十七日）。インターネット全体の広告収入が〇四年にラジオ全体を上回り、〇五、〇六年とも前年を上回った一方、テレビ全体の広告収入は〇五、〇六年と二年続けて減少しました（株式会社電通の広報文、二〇〇七年二月二十日）。

スイッチ一つで無料で見られる地上波テレビは、当分は視聴率や広告料収入の面で最も優位なメディアであり続けるでしょう。だからと言って、在京キー局が巨額の広告料収入の力で全国へ同時に同じ番組を放送し、数千万人の視聴者がリアルタイムでそれを見るという現在のテレビ視聴のあり方は、この先も不変でしょうか。テレビ視聴のあり方が変わっていくならば、テレビ各社から新東京タワー株式会社へ支払われる賃貸料は、十年後、二十年後もあてにできる安定収入なのでしょうか。

安定収入のはずだったテレビ各社からの賃貸料のすべて、または多くを新タワーに奪われる東京タワーは、次のように危機感を抱いています（『朝日新聞』二〇〇四年三月四日）。

「会社存亡の危機だ」　東京タワーを経営する日本電波塔の石井田康勝社長は、新タワー構想に衝撃を受けた。

高さ三三三メートルの東京タワーは、五八年の完成。四十数億円の年間売り上げの約半分は放送局の賃貸料だ。新タワーができれば、観光収入にも響く。

同社は着々とデジタル放送に備えてきた。地上二五〇メートルに専用アンテナを設置。鉄塔補強など投資額は約三五億円に上る。（略）

石井田社長は「放送局は『半永久的に使う』と言っていたし、総務省から『将来も十分機能を果たせる』とのお墨付きもあったのに」と戸惑う。

東京タワーを運営する日本電波塔の売り上げは約四八億一〇〇〇万円で、内訳は家賃収入が約二五億八八〇〇万円（五四％）、展望収入が約一八億五六〇〇万円（三九％）です（〇五年度。同社有価証券報告書）。家賃収入には、タワーの〝足下〟のビルに入っているアミューズメント施設や土産物店などからの家賃や、ＦＭラジオの電波送信施設なども含まれていますが、テレビ各社からの賃料が占める割合が大きいと見られ、これが大幅に減れば同社へ深刻な影響がありそうです。

東京タワーに地デジ用送信アンテナを設置するために三五億円もかけさせて、地デジが開始された途端に、〝やっぱり新タワーのほうがいい〟と表明したテレビ各社。東京タワーの気持ちを想像してみれば、「放送局のために長年尽くしてきた私を捨てるなんて！」といったところではないでしょうか。

新タワーにとっても「明日はわが身」かもしれません。地元や東武鉄道が一生懸命がんばって新タワーを建ててテレビ各社が新タワーに入っても、将来、放送をとりまく状況が大きく変われば、またぞろ、テレビ各社は新タワーからあっさりと引き揚げるかもしれません。新タワーに投資しないテレビ各社は、新タワーの経営がどうなっても困らないのですから。そして残された東武と墨田区、地元が途方に暮れる……。これを杞憂だと言い切れるでしょうか。

第2章　新タワーによる環境悪化

新東京タワーによる環境影響として、第2部で電磁波による影響の恐れについて見ましたが、懸念されるそのほかの影響や、環境アセスメントについて見ていきます。

景観への影響・圧迫感

「新東京タワー（すみだタワー）を考える会」は〇六年九月、新東京タワー株式会社との意見交換の席で、新タワーが景観に与える影響について同社の見解を尋ねました。同社の担当者は、「彫刻家の澄川喜一先生、建築家の安藤忠雄先生にお願いしたので、われわれとしては、良い物ができると期待している」と繰り返すのみでした。澄川さん、安藤さんは、第1部第1章で見たように、同社などが新タワーのデザイン監修を依頼した方々です。有名な先生に監修をお願いしたから大丈夫という姿勢ですが、景観の美しさとは、建物の外観の個体としての美はもとより、周囲の町並みや風景と合わさって生まれる複合美も重要と言えます。

現在高さ世界一のCNタワー（カナダ）や、現在の東京タワーは、高層オフィス街に立地していますす（写真3―2）。これに対し、すみだタワーの周囲は、低層ビルはあるものの、基本的に住宅地です

写真3—2：CNタワー

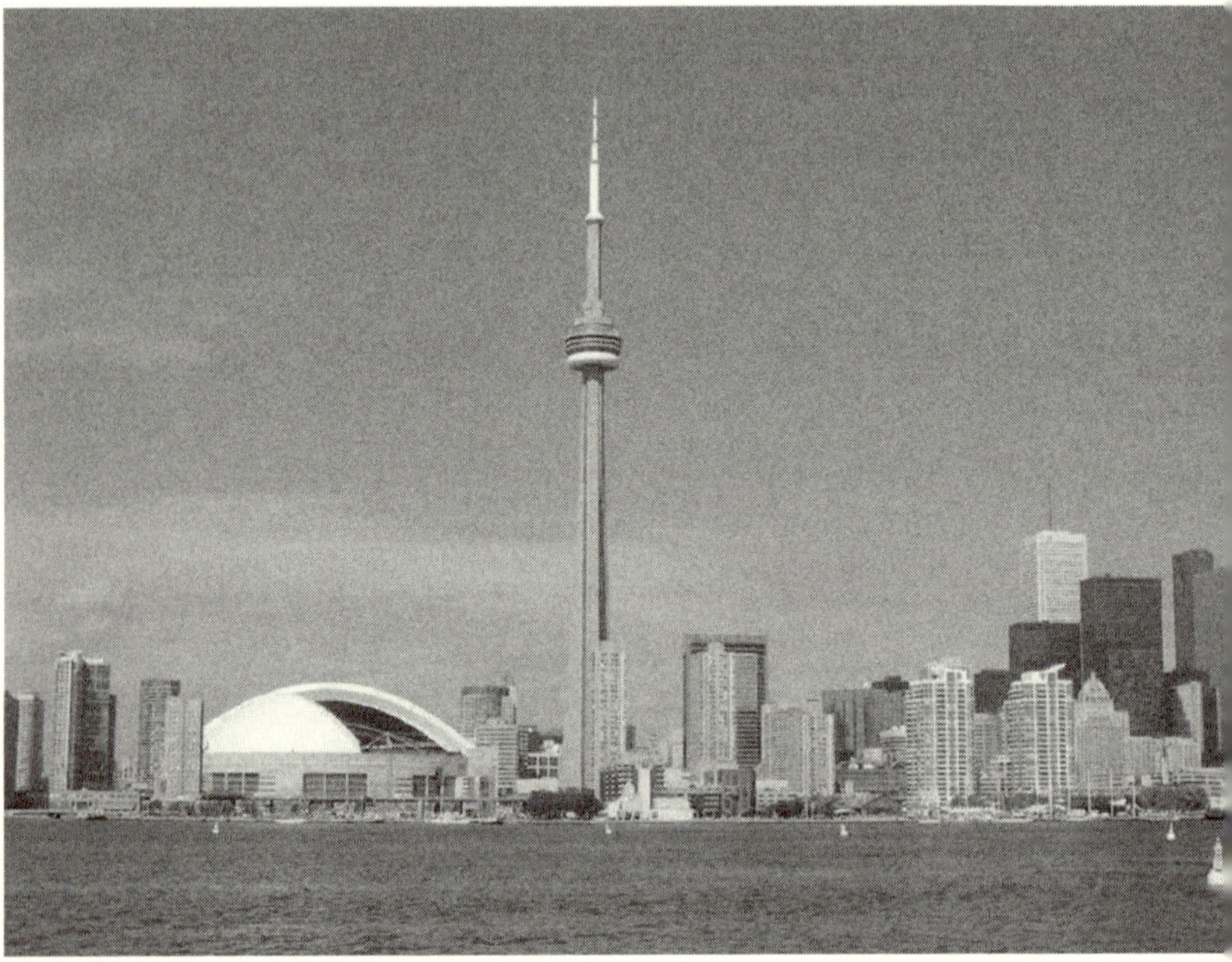

（ウィキペディア・コモンズhttp://commons.wikimedia.org/wiki/Image:Cntower2.jpg）

（図3—3）。下町に忽然と現れる六〇〇m級の巨大構築物は、それ自体のデザインにいかに気を配っても、周囲に大変な圧迫感を与えることは確実ですし、景観に大きな影響を与えます。

もちろん、景観や風景の美しさは、人によって主観的に感じ方が違う相対的なものです。新東京タワーができた景観を美しいと思う人もいるでしょう。しかし、下町に巨大なタワーが出現することに強い違和感を持つ人も多いと思います。建設地周辺は、古い住宅がたくさん残っています。建て替えが進み、マンションなども目立っていますが、それでも下町の雰囲気が色

図3—3：すみだタワーのイメージ

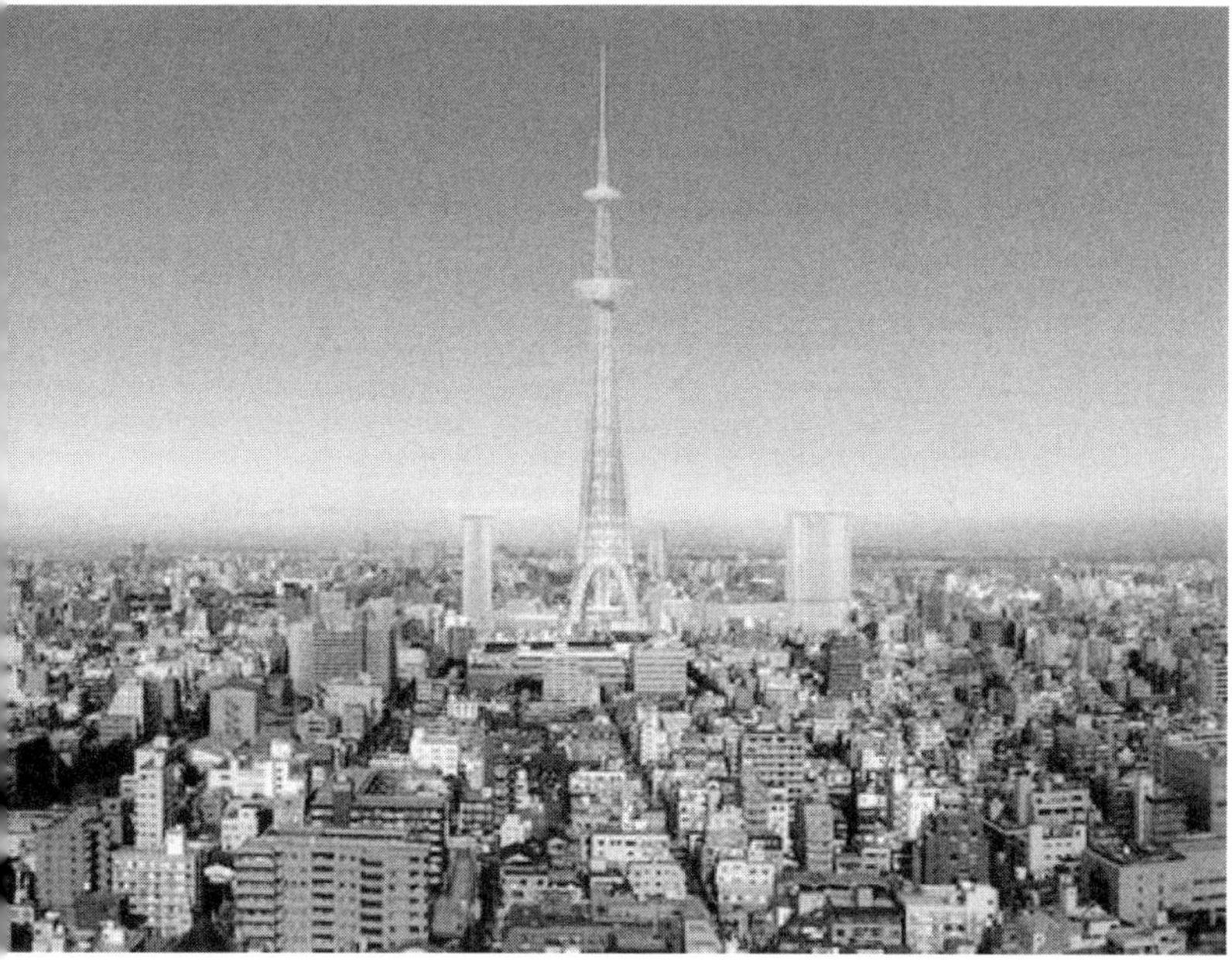

（すみだタワーの旧ウェブサイト http://www.sumida-tower.jp/gallery.index.html）

濃く残っていて、落ち着いた良い街だと筆者は思います。この地への新タワー建設はなじまないというのが実感です。

新タワーの建設地に墨田区を推した有識者検討委員会でさえ、「台東、墨田地区はいずれも現在の周辺環境が低層で比較的高密度であることから、影響としては極めて大きく、周辺住民にとっても受け容れ難いという反応が想像できる」と指摘しています（神田順・東京大学大学院環境学研究系社会文化環境学専攻教授。文献1、三四頁）。

有識者検討委員会が新タワーの建設地に墨田区を推した理由として「首都東京の大きく変化

する都市風景の中で、唯一残された、江戸伝統文化の継承地であり、京都と並び日本の歴史遺産を国内外に提示できる地域である」ことを挙げ、まさにこの地域の個性を重視しました（文献1、一〇頁）。しかしながら、この「唯一残された」都市風景が、新タワーによって損なわれるとしたら、悪い冗談にもなりません。

住民に景観利益

私たちが生活している地域で毎日に接している景観を守る利益や、周囲の建物から圧迫感を受けずに生活する利益については、法律上の明確な権利として認められない傾向がありました。近年になって、それらを認める動きが出てきています。

景観について争われた「国立マンション訴訟」では、高層マンションによって景観利益が侵害されたとして、住民が建築主であるマンション分譲販売会社などを相手取り、高さ二〇ｍを超える部分の建築物撤去を求めて提訴し、東京地裁が〇二年十二月十八日に住民の請求を認めました。最高裁まで争われ、〇六年三月三十日の最高裁判決は住民の請求は退けたものの、「良好な景観の恩恵を受ける利益（景観利益）は法的保護に値する」とする初の判断を示しました。都市の景観について「歴史的、文化的環境を形作り、豊かな生活を構成する場合には客観的な価値がある」と指摘し、地域住民の「景観利益」をみとめました。

圧迫感については、〇六年七月五日、名古屋高裁が「圧迫感なく生活する権利ないし利益については、客観性、明確性を備えるに至っておらず、法的保護の対象となるに足る内容を備えていないとの指摘もあるが、日照、眺望、通風などと同様に隣接建物等から受ける圧迫感も住環境を構成する重要な要素の一つであり、少なくとも圧迫感なく生活する利益は、それ自体を不法行為における被侵害利益として観念できる」との判断を示しました（日本環境法律家連盟『環境と正義』二〇〇六年十月）。

眺望権

従来享受していた眺望を、他の建物などによって妨害されない権利を、眺望権と言います。高さ六一〇mの新東京タワーによって、一部の住民が眺望権を侵害されることになります。裁判の判例では、眺望権が侵害されたとして損害賠償を求め、認められたケースもあります（資料3―1）。

〇六年十二月、隅田川の花火大会を室内から観賞できるといううたい文句でマンションを販売しながら、近くに別のマンションを建てて花火の観賞を妨げたとして、住宅開発会社に約六五万円の支払いを命じた判決が東京地裁で下されました（『読売新聞』二〇〇六年十二月八日）。これは、マンションを売った同じ業者が花火を見られなくしたという事情なので、新東京タワーとは性格が異なります。しかし、この地域では、都内屈指の花火大会を見られることを売り物にしたマンションが販売され、それを期待して購入した人々がいることは事実です。

資料3―1：眺望権について積極的な主な判例

【大阪四条畷マンション事件】

一九九八年四月十六日 大阪地裁判決

マンションの建築により住居からの眺望が阻害されたとして求められた損害賠償請求を、住居からの眺望の利益は、社会通念上独自の利益として承認されるべき程度の重要性を有し、眺望被害は、社会生活上一般に受忍しうる限度を超えているとして一部認めた（控訴審では敗訴）。

【木曽駒高原眺望権事件】

一九九二年十二月二十一日　大阪地裁判決

マンションの建設が別荘所有者の眺望の利益を侵害したとして、地価の低下につき損害賠償が認められた。

【京都岡崎有楽荘事件】

一九七三年九月十九日　京都地裁決定

料理旅館の眺望権を認めて、それを阻害する四階以上のビルの建築工事禁止の仮処分を認めた。

耐風性・風害

六〇〇mものタワーは、高層の強い風を常時受けることになります。有識者検討委員会の神田教授は、次のように述べています（文献1、三三頁）。

従来の建築物のための風環境評価は高度二〇〇m程度までを対象としており、その程度では地表面の状況における差異が定量的にモデル化されているが、高度六〇〇mにわたる風速分布モデルについてはデータが皆無に近く、実施設計にあたっては事前の特別なデータ収集が不可欠である。

つまり、高さ六〇〇m級のタワーは、耐風性の点からは「未知への挑戦」であるようです。データ収集をしてから建築するかどうかを決めるのが順序ではないでしょうか。

風害については、ビル風のような強風の心配が考えられるほか、風切り音の心配も指摘されました。新東京タワーの環境アセスメント計画書を審議した東京都の審議会で、委員の工藤信之・東京農工大学大学院客員教授は、台風の時などに電線や大きなビル、銭湯の煙突などに風が当たってヒューヒュー音がする現象が新タワーで発生する可能性について指摘しました（東京都「平成十八年度『東京都環境影響評価審議会』第八回総会」議事録、二〇〇七年一月二十六日開催）。

このほか、日影の問題、観光バスや自動車による大気汚染、交通渋滞などの影響が考えられます。東京都の審議会では、高いタワーによる渡り鳥への影響を懸念する意見も出されました。

電波障害

かつて唐津一・東海大学名誉教授が秋葉原タワーに反対した理由は、電波障害（電磁干渉）によりタワー直下で通信機器にノイズが入ることでした（第１部第２章）。新東京タワーの建設場所周辺は、町工場も多い〝ものづくりの街〟ですが、そこで使われている機器について、電波障害が問題になる恐れはないのでしょうか。東武鉄道は、新タワーに併設するオフィスビルに「デジタル・新技術系オフィス」を誘致する構想を持っているようですが（第１部第１章）、もし電波障害が問題になれば、そのような業種の企業からは敬遠されるでしょう。

後述する新タワーのアセスメント計画書では、東京タワーからのテレビ電波などを新タワーが遮るために起こる受信障害については調査対象になっていますが、新タワーからの電波による電波障害は対象になっていませんでした。

秋葉原タワーに関連して行われた電波障害実験について、ＮＨＫは「今後の事業活動に支障を及ぼすおそれがある」として、その結果を公表していませんが（第１部第２章）、墨田区は公表させ、検証を行う必要があります。

新タワーの環境アセスメント

「新東京タワー（すみだタワー）を考える会」が、新タワー建設によるデメリットについて区の考えを質問したところ、次の通りの回答でした（文献３）。

新タワーの実現により、多くの観光客が墨田の地を訪れることになりますが、これら観光客のアクセス手段の一つとして、マイカーや大型観光バス等自動車での来街が予想されます。そのため、周辺地域での交通渋滞や違法駐停車の発生のほか、タバコの吸殻やゴミのポイ捨て等による町の汚染などのデメリットが考えられます。しかし、このようなデメリットに対しては、来街者のモラルに頼るところが大きい訳ですが、交通管理者（警察）の指導のもと新タワー事業者などの施設管理者等との連携により対処できるものと考えます。

新タワーが及ぼす景観・日影・風害等の周辺環境への影響が考えられますが、区といたしましても、環境アセスメントでの指導も視野に入れながら適切に対応していきます。

墨田区は「環境アセスメントでの指導も視野に入れながら適切に対応」すると言っています。この環境アセスメント（環境影響評価調査）とは、「大規模な開発事業などを実施する際に、あらかじめその事業が環境に与える影響を予測・評価し、その内容について、住民や関係自治体などの意見を聴くとともに専門的立場からその内容を審査することにより、事業の実施において適正な環境配慮がなされるようにするための一連の手続き」（東京都のウェブサイト http://www2.kankyo.metro.tokyo.jp/assess/hand/asess.htm）です。

東武鉄道と新東京タワー株式会社は、新東京タワーを核とした開発事業（「業平橋・押上地区開発事業」）について環境アセスメントを行います。都の条例が環境アセスメントを行わなければならないと定めている「高層建築物の新築（高さ一〇〇m超かつ延べ面積一〇万㎡超）」「自動車駐車場の設置（一〇〇〇台以上）」に該当するためです。

環境アセスメントは、事業者が自ら行います。環境アセスメントで調べる項目は「大気汚染」「悪臭」「騒音・振動」「水質汚濁」「土壌汚染」など一七項目が、都条例で定められています。

東武鉄道などは、環境アセスメントの最初の手続きである「環境影響評価調査計画書」を〇六年十二月に都へ提出しました。この計画書は、事業の概要とともに、都が定める一七項目のうち、どの項目は実施して、どの項目は実施しないか、また、実施する項目についてはどのように実施するかという計画を示したものです。

東武鉄道などが出した計画書によると、新タワー事業について「大気汚染」「水循環」「日影」「風環境」「景観」などの項目について、環境アセスメントを実施するとのことです。

一方、「悪臭」「水質汚濁」「土壌汚染」などの項目については、それぞれ「計画建築物は、商業及び業務等の一般的な用途であることから、著しい悪臭を発生する行為・要因はない」「工事の施行中及び完了後に生じる生活排水及び雨水は公共下水道に放流し、周辺の河川には放流しない」「計画地のコンクリート工場跡については環境確保条例に基づき廃止時の土壌汚染状況調査を実施する予定」などの理由から、環境アセスメントの項目に含めないことにしたと説明しています。

新タワーから送信される予定の地上デジタル放送電波（電磁波）による影響については、同計画書には一言も書かれませんでした。都条例が定める一七項目に「電磁波」は含まれていませんが、条例には一七項目以外にも「その他知事が定める項目」という規定があります。そもそも条例は、「環境影響評価」について「環境に著しい影響を及ぼすおそれのある事業の実施が環境に及ぼす影響について事前に調査、予測及び評価を行う」（東京都環境影響評価条例第二条）ことなどと定義しています。「著しい影響」が懸念されている電磁波を項目に含めないのであれば、条例の本旨にもとる欠陥アセスメントであると言わざるを得ません。

この計画書に対して、都内在住・在勤者から一〇件の意見書が提出され、電磁波を項目に含めるべきとの意見が多く出されました。また、知事は関係市区町村長に意見を求めなければならないと条例で規定されており、墨田区長は、次の内容を含む意見書を都へ提出しました（平成十八年度「東京都環境影響評価審議会」第二部会（第七回）配布資料、二〇〇七年一月二十三日開催）。

(1)　電波発信施設については、電波防護指針の遵守が義務付けられており、電磁波の定期的観測等により常にその安全性を確認すること。併せて、タワーアンテナ設置基準（例えば、地上からの高さ制限基準）を設けるなど、電磁波に係る安全性を確保すること。

(2)　本事業者にあっても放送事業者等と連携を図りながら、その安全性等について十分な説明責任を果たすこと。

これらの意見を受けて、東京都知事は、以下の内容を含む「審査意見書」を東武鉄道など事業者へ送付しました（東京都知事「環境影響評価調査計画書審査意見書」二〇〇七年一月三十一日）。

新タワーでは、地上デジタル放送電波の送信が予定されていることから、事業の具体化を踏まえ、テレビ電波の送信条件や電磁波の状況などについて、今後の環境影響評価図書等において可能な限り具体的に記載すること。

審査意見書は、電磁波を環境アセスメントの項目にするよう求めなかったので、住民の健康を守るうえで十分とは言えません。しかし、都民の意見を踏まえて項目に準じた扱いをするよう求めたものと言え、都として一定の対応をしたという評価はできます。

東武鉄道などは審査意見書を踏まえて計画書に基づいて環境アセスメントを行い、その結論の案である「評価書案」を〇七年八月に提出する予定です。評価書案は都民などへ公開され、都民などからの意見書を受け付けるとともに、都の審議会で審議されます。

環境アセスメントの限界

しかし、環境アセスメントは環境影響の改善に有効な場合はあっても、大きな影響を必ず防ぐことができる保証はありません。環境アセスメントについて、以下のような批判が繰り返されています（細川弘明・京都精華大学人文学部教授「環境アセスメント概論Ⅰ」http://www.kyoto-seika.ac.jp/hosokawk/class/2002/assessment/lecture_02.html）。

日本のアセスメントの大きな問題点なんですけども、「こういう悪い影響があるから事業は中止しましょう」という選択肢が（アセスの段階で）用意されてないんです。ほとんどの場合、「こういう事業をやるとこういった影響が出るけれども、その影響はたいしたことがないので、事業を計画通りやりましょう」と。そういうアセスメントの結論が、いわば最初から薄く書かれているのをなぞっているようなアセスメント報告になってしまってる。それが日本の環境影響評価の非常に悪いところだと、よく批判されています。

海外でも、基本的な仕組みは、事業をする事業者が影響評価の報告書を作って、それを第三者がチェックする仕組みなんですけれども、日本の場合、そのチェックの仕組みが非常に弱い。チェックの時間が非常に短いとか、チェックをする人は（調査費が支給されないので）自腹をきってチェックしなくちゃいけないとか、批判的な意見を書いて出しても、それが反映されるという保障がない、仕組みがない。（略）よく悪口言われるのは、日本のアセスメントはアセスメントじゃなくて「アワス（合わす）メント」だと。

環境アセスメントの結果、「影響が極めて大きい」と分かった場合は「事業を中止すべき」という結論にすべきです。しかし、日本ではそのような結論が出ることは、まずありません。そして、環境アセスメントで「大きな影響はない」と評価されても、実際に影響が出た例も少なくありません。たとえば、長崎県の諫早湾干拓事業では、農水省が環境アセスメントを行っており、「諫早湾奥部の消滅は、干拓域や諫早湾奥部に生息する生物相の生育域や産卵場等を一部消滅させるが、このことは有明海の自然環境に著しい影響を及ぼすものではなく、またその影響は計画地の近傍に限られることから、本事業が諫早湾及びその周辺海域に及ぼす影響は許容し得るものであると考えられる」との結果でした。しかし、二〇〇〇年十二月ごろから、ノリの不作が大問題となるなど、同事業による大きな影響が指摘されています。

環境アセスメントでは環境や健康の保全について限界があり、新タワー誘致を決める前に、慎重な検討が必要だったのです。

第3章　新タワーと災害

大地震に対応可能というが

新東京タワーの建設予定地を含む東京東部の低地は、河川の氾濫などにより堆積した、いわゆる「沖積層」が厚い、地盤が軟弱な地域です。関東大震災のとき、沖積層の厚いところほど木造住宅の倒壊率が大きかったといいます。ちなみに、新タワー計画地の「押上」の地名は、土の堆積状況（陸地化していく様子＝土が押し上げられていく様子）を示しているといわれており（すみだ郷土文化資料館『みやこどり第二一号』二〇〇四年九月）、地名からしても沖積層の代表選手のような場所です。

東京都は防災対策のため、都内の地盤を一〇種類に分類しました。新タワー予定地を含む一帯はこのうち、二番目に軟弱層が厚い「沖積低地四」に分類されています（東京都都市計画局「地震に関する地域危険度測定調査報告書（第五回）」二〇〇二年）。さらに、新タワー予定地は、液状化の起こりやすさを示した液状化指数が最高ランクに分類されている場所です（図3―4）。

ここに巨大なタワーを建てて、大地震などが起きても大丈夫なのだろうか、と誰もが思うところです。

図3―4：液状化予測図

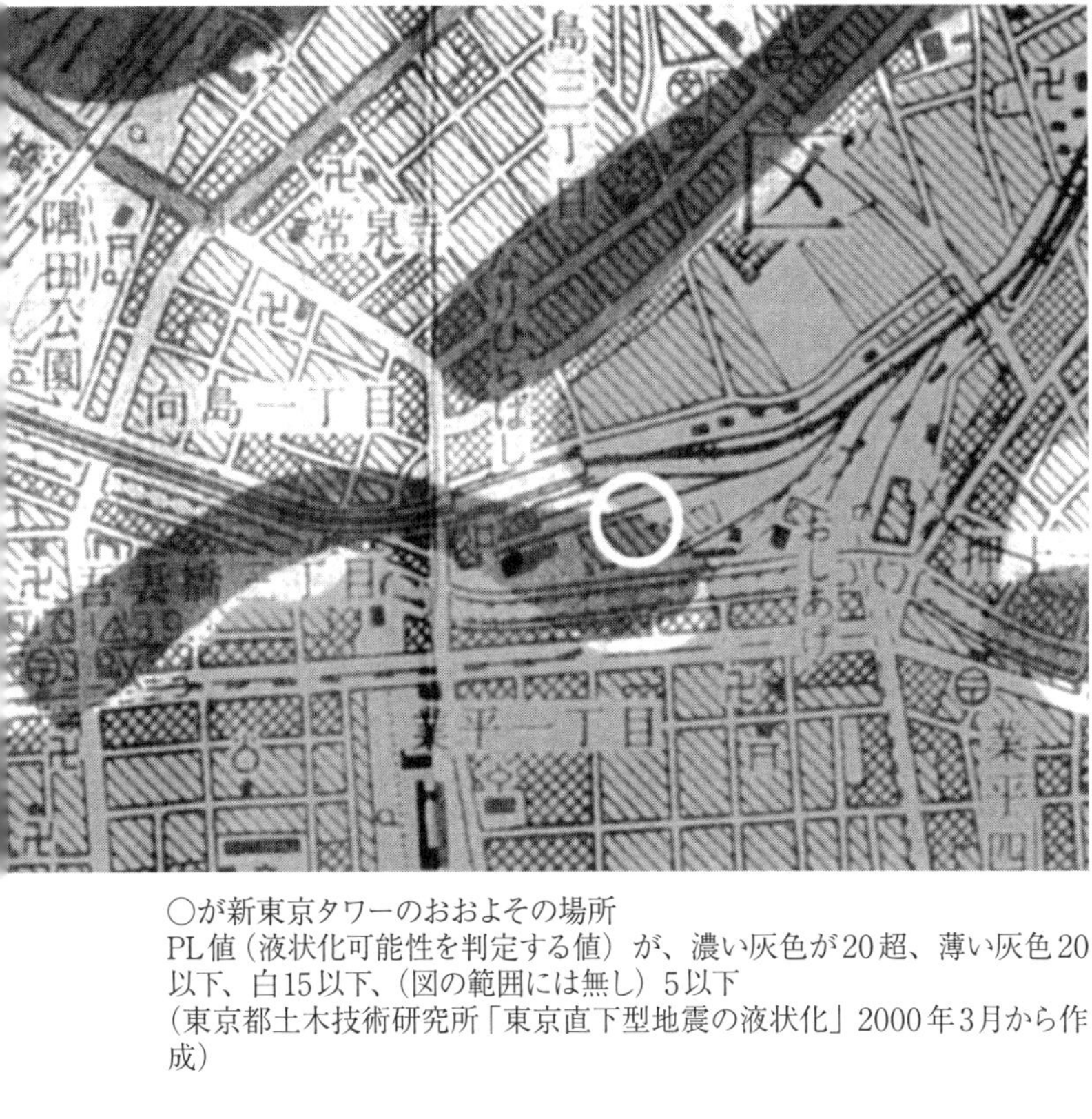

○が新東京タワーのおおよその場所
PL値（液状化可能性を判定する値）が、濃い灰色が20超、薄い灰色20以下、白15以下、（図の範囲には無し）5以下
（東京都土木技術研究所「東京直下型地震の液状化」2000年3月から作成）

墨田区を新タワーの第一候補地に選んだ「新タワー候補地に関する有識者検討委員会」の神田順・東京大学大学院環境学研究系社会文化環境学専攻教授は、次のように述べています。

> 下町地区は危険度の低くない地域であり、タワー建設が実施される場合にはタワーを含む広範な地域での防災対策の向上を計ることが望まれる。（略）
>
> 耐震性・耐風性の視点から四候補地（新タワー候補地だった、さいたま市、豊島区、台東区、墨田区）を比較した場合、さいたまがやや条件として良く、台東、墨田がやや不利と評価できるが、その差は構造設計においては経済的に評価することで定量化して他の要因と比較可能であり、また、他の要因を考えると大きな差ではないといえる（文献1、一三三頁）。

つまり、墨田区は確かに他の候補地と比べれば不利だが、それほど大きな違いはなく、設計にお金がどれくらい余計にかかるかという問題に過ぎない――と言いたいようです。

新タワー最終候補地に決まった墨田区は、新タワーを核とした街作りをどのように進めるかを検討する基礎資料とするために、学識経験者などによる「墨田区・新タワー誘致に係わる都市防災と地域活性化等検討・評価委員会」（委員長・小出治東京大学教授。事務局・ＮＴＴファシリティーズなど）を設置しました。同委員会の報告書や、前出の有識者委員会答申によると、新タワーに必要な地震対策について、次の趣旨のことが書かれています（文献1、三〇～三三頁。文献2、一六～一七頁）。

(1)　長周期地震動への対策

高さ約六〇〇ｍの新タワーが持つ「固有周期」は理論上、関東平野での大地震の「長周期地震動」（資料3―2）と周期（約七秒）が近く、〝共振〟による新タワーへの被害の恐れがあるので、固有周期を離す設計が必要。周期が数秒を超える長周期地震動に対する耐震基準は現在まだ無く、独自の設計が試されている。

(2)　短周期地震動への対策

墨田区周辺地域では表層地盤として、沖積層の堆積層の厚さが三〇～四〇mあることから、地表付近で短周期地震動の増幅が大きくなるため、沖積層より下部の堅固な砂礫層等を支持層とするタワー基礎の設計や、敷地周辺も含めた地盤の液状化・流動化対策などが必要。

資料3―2：長周期地震動

長周期地震動は二秒から一〇秒の周期（揺れが一往復する時間）のゆっくりした揺れで、浅い震源で大地震が起きた時、軟らかい堆積層が積み重なった平野で顕著に現れる。その周期は堆積層の厚さによって決まる。（略）

この長周期地震動が注目を浴びたのは、二〇〇三年九月の十勝沖地震。震源から約二五〇㎞離れた北海道苫小牧市の石油タンクで火災が起きた原因が長周期地震動だった（略）。

建物にはそれぞれ固有の振動周期があるのが理由（略）。高さが高くなるほど、揺れの周期は長くなる。地盤の形状によって決まる長周期地震動の周期と、建物が持つ固有の周期が近くなり「共振」を起こすと、建物の揺れが大きくなる。地表にいる人はほとんど揺れを感じないのに、高層ビルだけが揺れているという不思議な現象を引き起こすのが長周期地震動だ。

（『中日新聞』二〇〇六年五月一日）

有識者検討委員会は、これらの対策について、以下のように述べています（文献1、四頁）。

地震国と言われるわが国においても、超高層構造物に関する構造技術は世界の先端レベルにあるとの専門筋の評価もあり、また各地で誘致活動を展開している候補地においても、十分な実績を積んだ優れた構造技術を有する組織の支援態勢が計られているものと判断しうる。

本委員会においては建築構造技術、耐震性能から見た六〇〇m級タワー実現可能性は十分にあるものとの認識を有するものである。

有識者委員会が「実現可能性は十分にある」と言う、その根拠について、住民が納得できる説明が求められます。

新タワーが防災拠点？

新タワーを建てれば、新タワーが「防災拠点」になると、墨田区などは強調しています。前出の報告書は、「新タワーの防災機能」について、次の通り書いています（文献2、一四〜一五頁）。

(1)　避難地としての機能（押上・業平橋駅周辺地区）

区中央部の新たな地域防災拠点として、地震・火災はもちろん水害にも対応可能な土地利用・施設構造とすることにより、区民の避難地としての機能が期待される。（略）

(2)　防災監視・防災シンボル機能

新タワーには平常時のみならず、大規模災害時において広域にわたる防災監視拠点としての機能が期待できる。また、その機能を区民に積極的にＰＲすることで、区民の防災意識をさらに高める防災シンボルとなることが期待できる。

①広域防災監視、区民防災意識の向上

②放送インフラを活用した防災情報の発信・共有・活用など日常的利用と防災シンボル化

(3)　災害時の情報収集・伝達、避難指示・誘導等の防災指令機能

大規模災害時には、迅速かつ正確な災害概況の把握とともに、区民等関係者への適切な情報提供が求められており、首都圏全域をカバーする新タワーの放送・通信インフラを活用した防災指令拠点としての機能が期待される。

①八都県市連携も含め行政組織の枠組みを踏まえた仕組みによる災害情報収集・発信

②デジタル放送・データ通信機能を活用した個別双方向伝送、リアルタイム映像配信

③大規模災害発生直後の被災者への一斉情報伝達

④新タワーも含めた情報提供の多ルート化・多様化・選択性向上

⑤高所監視カメラとヘリテレ映像の連携による火災・水害などの広域監視や場所特定

(4)　首都圏の「バックアップ拠点」（略）

以上には、新タワーで実現可能なのか疑わしいことも含まれています。

特に「データ通信機能を活用した個別双方向伝送」とありますが、既に見たように、地上デジタル放送を受信するのは電波経由でも、情報の発信は電話回線などを経由する必要があります。大規模災害発生時には電話の発信が制限されてしまうので、双方向通信は機能しないでしょう。

新タワーが〝火の見櫓〟にはなるかもしれませんが、六〇〇ｍものタワーの使い方としては、いかにも、とってつけたような話です。

「タワー＝防災拠点」は、災害に弱いこの地にタワーを建てるための〝言いわけ〟に聞こえてしまうのは、筆者だけでしょうか？

第４部　新東京タワーは不要

これまで、新東京タワーの課題を見てきました。これらの心配事について「大したことのない影響を、ことさらに取り上げている」と思った方もいるでしょう。第三者の目から大したことがなくても、そこに住む当事者にとっては「大したことである」場合もあります。ともあれ、影響の大小について議論はあっても、もともと無いものを建てるのですから、何らかの影響があることは確実です。

それを住民が我慢しなければならないのだとしたら、それ相応の理由が（場合によっては補償が）必要です。新東京タワーがどうしても必要なものだとしたら、住民の我慢もある程度は必要でしょう。「多少問題が起きるのはやむを得ない。それより、もっと明るいことを考えようよ」という意見も、当然あると思います。

しかし、「新東京タワーは、そもそも必要ない」のだとしたら、どうでしょうか？　造らなくても済むものが造られてしまうことにより、地元住民が、区民が、視聴者が、問題を抱え込むはめになるとしたら…？

「地デジのために新東京タワーが必要」とテレビ各社や墨田区、新東京タワー株式会社が言い、マスメディアもそう報道していますが、なぜ必要なのか、その理由について、多くの場合は抽象的にしか説明されていません。それでも行政やマスメディアの影響は大きく、多くの人々は必要なのだと信じています。

結論を言えば、関東の住民が自宅やオフィスのテレビで地上デジタル放送をきれいに見ることと、新東京タワーを建てることの間には、ほとんど何の関係もありません。新東京タワーは、地デジのために必要不可欠なものではないのです。

東京タワーから地デジ送信中

新東京タワー株式会社などによるパンフレット（二〇〇六年十一月）には「新タワーの役割」として「デジタル電波による安定した美しい映像を、関東一円に届けるために、従来よりも高いテレビ塔が必要となりました」と書かれています。本当にそうでしょうか。

東京タワーからの地上デジタル放送開始に先立つ〇三年八月、東京タワーから地上デジタル放送の試験電波が送信されました。これを受信して総務省などが調べたところ、地上デジタル放送では、受信障害の世帯数がアナログ放送の約十分の一と、大幅に減少するという試算が出ました（『産経新聞』二〇〇四年七月六日）。

筆者は、〇六年十二月、東京都墨田区の自宅のテレビ（アナログテレビ放送）の映りが悪くなり、NHKの受信相談に電話したところ、NHKの委託業者が来て調整してくれました。その業者に尋ねたところ「地デジは、都内でアナログ放送が映るところであれば（今でも）どこでもきれいに映りますよ。アナログでは画面が汚い所でも、デジタルならきれいに映る所もあります。すぐ目の前に大きなビルがあって電波が遮蔽されていれば別ですが、そういう所では、そもそもアナログも映りません」という主旨のことを話してくれました。

NHK広報部に、「東京タワーの送信エリア内で、アナログ放送が見られるのに地デジが電波障害のために見られないという相談はありますか」と尋ねたところ、「今のところはありません。地デジではゴースト（画面が二重以上になる）がないので、むしろ地デジのほうが改善される方向にあります」との答えでした。「デジタル電波による安定した美しい映像を、アナログ放送と同じエリア」に届けることは現タワーで既にできているようです。

受信障害を新タワーで解決？

墨田区の誘致担当者は、「現在の東京タワーが建設された当時とは違って、タワーの周りに高層ビルが増えたので、より高いタワーが必要」と説明しています（「新東京タワー（すみだタワー）を考える会」との意見交換で。二〇〇五年十二月二十日）。つまり、受信障害を解消するために、新タワーが必要というのです。

アナログテレビ放送の場合の受信障害は、高い建物の陰に入るために電波が届かなくなる「遮蔽障害地域」と、建物の反射波によってゴーストが発生する「反射障害地域」という、二種類の受信障害地域が出来ます。一方、地デジは、反射波による障害に強いという特性からゴーストが生じないので「反射障害地域」はなく、「遮蔽障害地域」もアナログ放送より小さくなります（図４―１）。

東京タワーよりも高い新タワーから電波を送信すれば、ビル影が小さくなり、遮蔽障害地域がさらに小さくなると思われがちです。しかし、実際はそう単純ではありません。東京タワーと新タワーの方向がほとんど変わらない地域にとっては、新タワー建設によって受信障害地域は確かに小さくなります。しかし、両タワーに挟まれた地域など、新タワー建設によって電波送信場所の方向が変わる地域では、ビル影の方向が変わるため、従来の受信障害地域が減る一方で、新たな受信障害地域が発生してしまうのです。

図4—1：建造物による受信障害と、新タワーへの移行による新たな障害

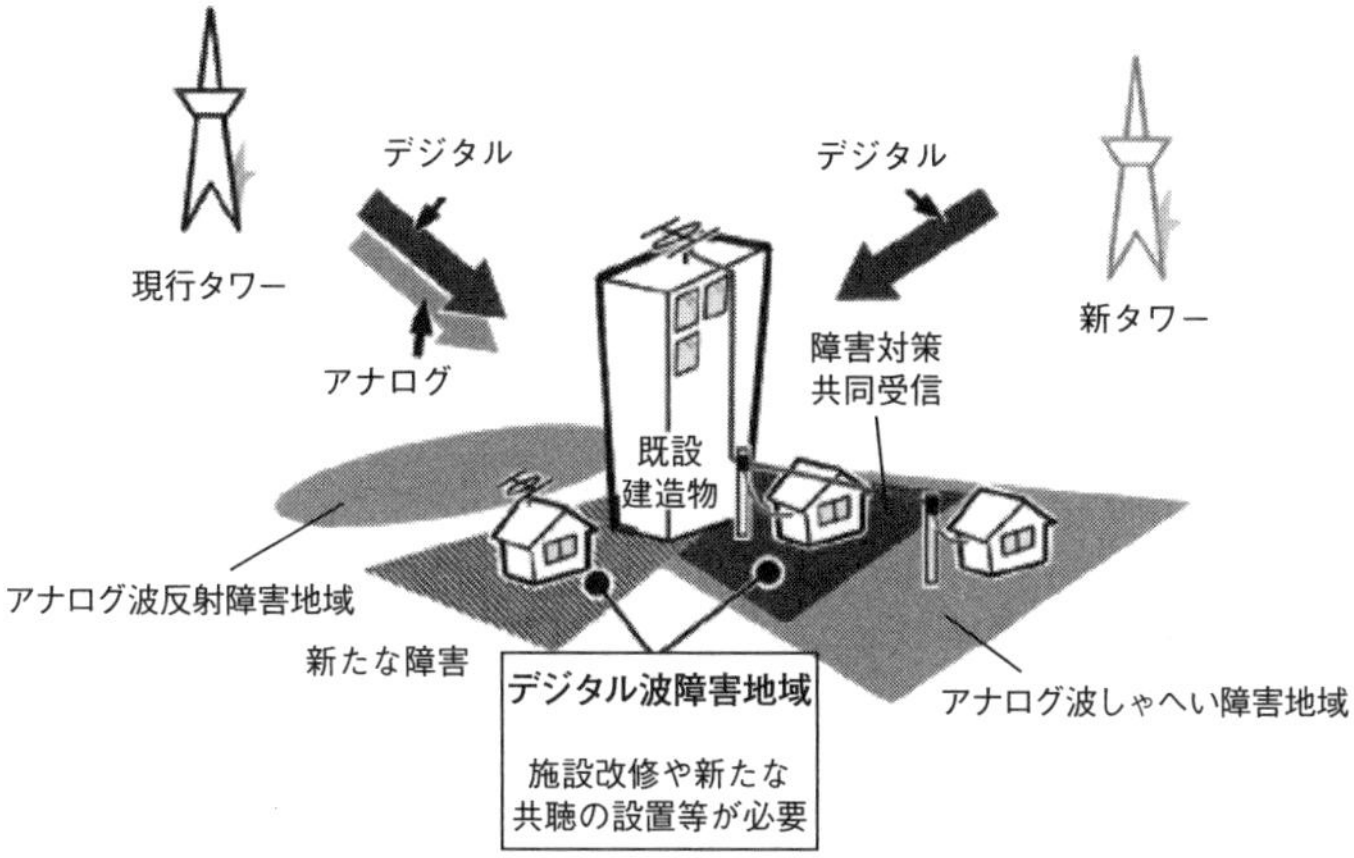

（社団法人日本CATV技術協会のウェブサイト http://www.catv.or.jp/jctea/research/details/index01.html）

全国のマンション管理組合で組織する「全国マンション管理組合連合会」は、「新東京タワーの供用が開始されますと、そのエリアにあたる地域では建物の影になる範囲が変化する区域が出てまいります。（略）地上デジタル放送に対応してマンションの近隣地域に対する新規の電波障害対策施設（共同受信施設など）を、国におきまして速やかに設置されることを要請いたします」という内容を含む要請文を総務大臣あてに提出しました（同連合会「テレビ放送の地上デジタル化に伴う国庫負担の要請」二〇〇七年一月十八日）。

通常、マンションの影に入る地域の受信障害については、デベロッパー（開発業者）などマンションの建設主が対策費を建設費に上乗せし、実質的にはマンション入居者がその費用を負担することになります。これは、受信障害の「原因者」である建築主が対策を行うよ

う、国が指導してきたからです。しかし、地上デジタル化に伴う新たな受信障害については、地上デジタル化という国策を推進している国が「原因者」なので、国庫負担で対策すべきである——というのが、同連合会の言い分です。これに対して総務省は「費用負担のあり方は、近隣住民との『当事者間』の話し合いで決めてほしい」として、国庫負担による対策は行わない方針です。連合会側は納得せず「今後も交渉を続けていきたい」としています（『産経新聞』二〇〇七年二月八日）。

新タワーの建設は受信障害を解決するどころか、新たな受信障害というやっかいな問題を引き起こすのです。

新タワーとエリアカバーは無関係

「高い新タワーを建てれば、電波をより遠くまで送信できるというメリットがある」と解説されることがあります。たとえば、電通総研は「UHF波を使う地上デジタル放送は、電波の直進性が非常に高く、高層から電波を発信すれば親局のカバーエリアがそれだけ広がり、逆に、中継塔を整備するコストを削減できるというメリットがある」（電通総研「地上デジタル放送の普及動向とインフラ整備のあり方に関する調査研究」二〇〇四年十月、五二頁）と述べています。しかし、新タワーのカバーエリアが、東京タワーよりも広がることはなさそうです。

東京タワーのカバーエリアは、アナログ放送、デジタル放送とも同じで、図4—2の通りです。

東京タワーのエリアの外側については、放送波（私たちのテレビアンテナが受信する電波）よりも高い周波数の電波（三〜一三GHz）を使った「TTL（Transmitter to Transmitter Link）」という無線回線

図4―2：東京タワーからの放送電波送信エリア

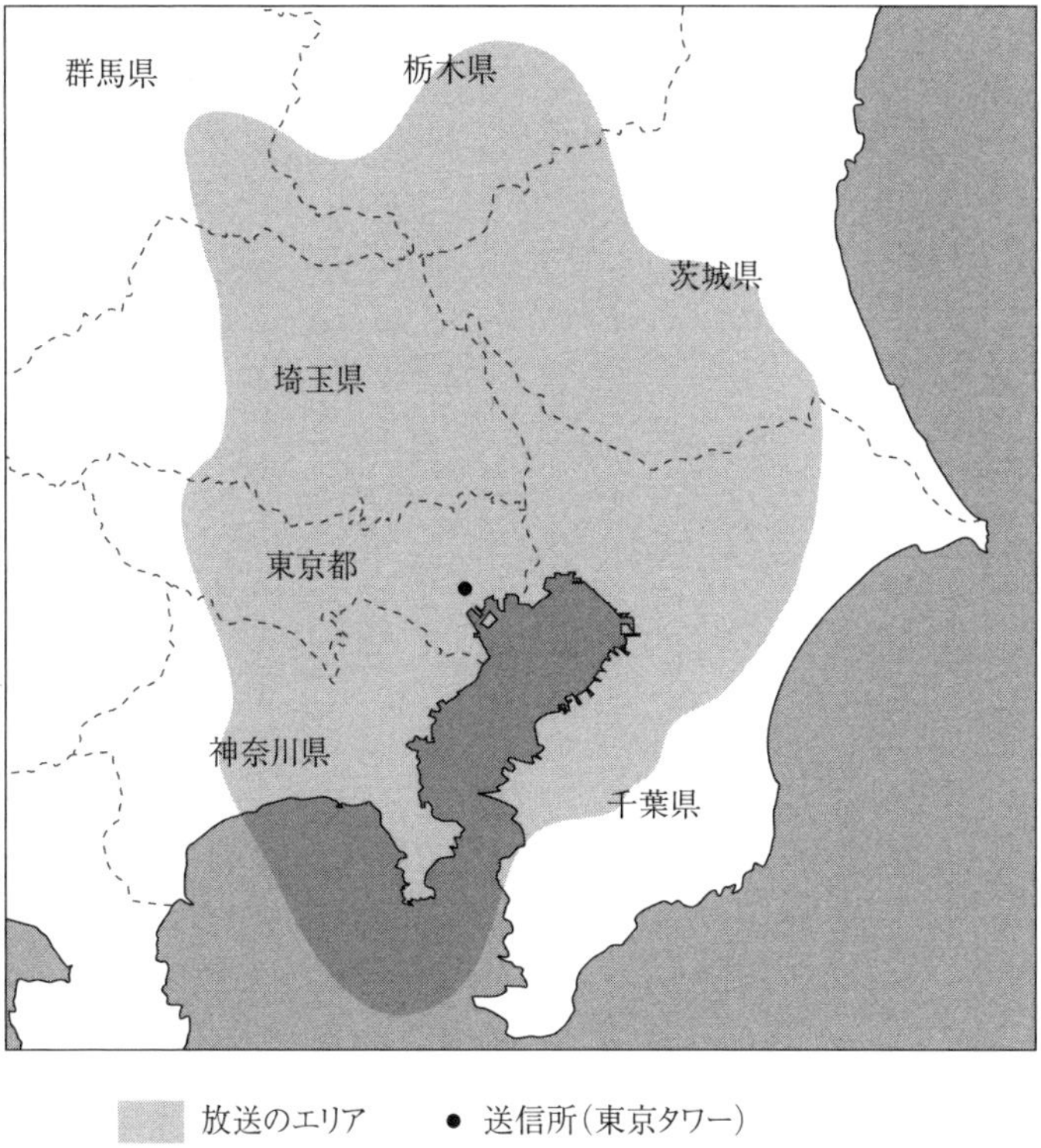

（総務省関東総合通信局のウェブサイト http://www.kanto-bt.go.jp/bc/digital/area/kobetsuarea.htmlから作成）

図4―3：中継システムの例

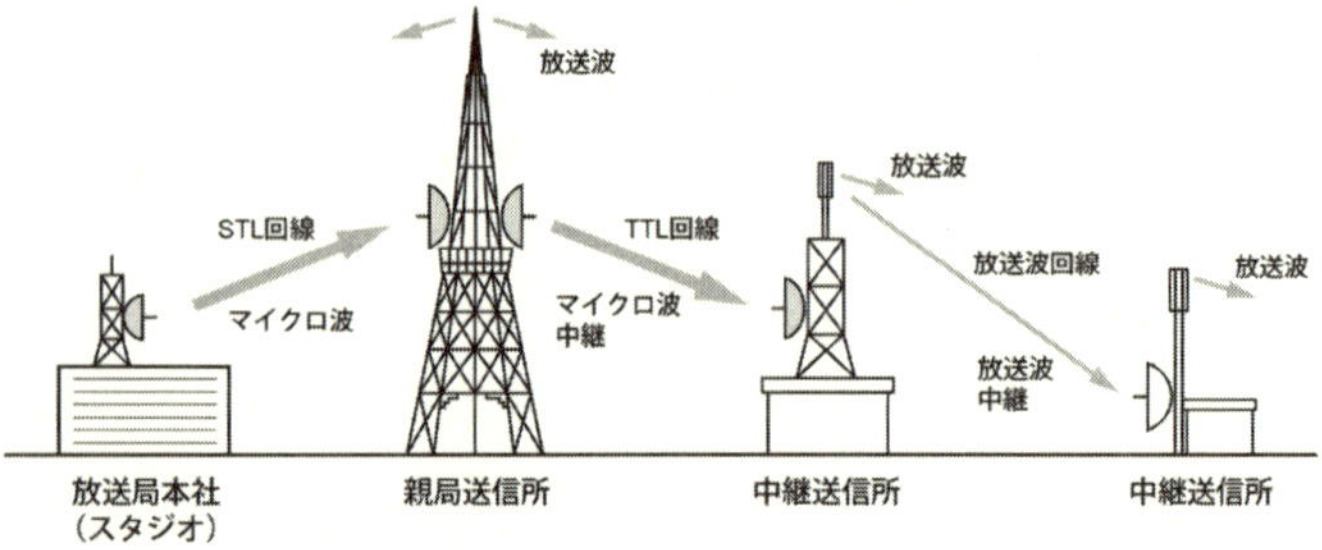

（『東芝レビュー』2004年2月）

などにより、東京タワーから菖蒲（埼玉）、平塚（神奈川）、銚子（千葉）などの中継局（中継送信所）・固定局へ電波を送り、それらの局から、さらに遠方の中継局へ電波を送り、さらにその先の中継局へと、次々とリレーしていきます（図4―3。菖蒲TTL固定局はリレー専用で放送波は出しません。NHK総合、NHK教育、民放で基本的な仕組みは同じですが、具体的なリレーの仕方は異なります。一部、東京タワーからの放送波を受信して再送信する中継局もあります）。TTLは放送波よりも遠方まで届くため、東京タワーからの送信でも支障はなく、より高いタワーから送信する必要はありません。

新東京タワーが建って、より高い位置から電波を送信できるようになれば、技術的には電波の出力を上げて放送エリアを拡大することは可能です。しかし、「新東京タワーが出来ても、東京タワーと同一のエリアにしか電波を送信することはできません。今以上に電波を飛ばしてしまうと、中継局からの電波と混信が起こる可能性があるからです」とNHK広報部は説明しています。

前にも触れましたが、現在のアナログ放送では、放送塔から直接来た電波のほかに、建物などに反射した電波など複数の電波を受けると（これを「マルチパス」と言う）、画面が二重になるゴーストなどの受信障害が起こります。これに対して、日本の地上デジタル放送は、同じ周波数の複数の電波が時間差をもって飛んできても混信を防ぐ技術が用いられています。このため、送信エリアが隣り合った中継局などが同じ周波数を使う「単一周波数ネットワーク」（SFN）を基本にしています（第2部第6章）。しかし、混信防止にも限度があって、時間差が一定以上開くと混信してしまいます。地上デジタル放送のための中継網は、現在の東京タワーを前提にSFN混信がなるべく起きないよう設計されているため、後から新東京タワーが出来ても、現在の東京タワーとほぼ同じエリアにしか電波は飛ばせないというのが、NHKによる説明でした。

テレビ各社などは、アナログテレビ放送が視聴できているエリアのうちNHKで九九・五%、民放で九九%の世帯について、二〇一〇年末までに地デジを視聴可能にする予定だとしています（文献11、五頁）。この数字は、二〇一一年七月までにアナログ放送を終了するという建前のもと、地デジ推進側が「エリアは順調に広がっていきます」とアピールするための数字であり、本当に実現できるのか疑問もあります。とは言え、中継局は親局（東京タワーのような、電波のおおもとを送信する所）に近いほうから順次整備されていくので、整備が遅れる恐れがあるのは、基本的には末端に近いほうの中継局です。東京タワーエリアの近隣エリアについては、（予定通りでも）二〇一一年にようやく完成する新東京タワーとは無関係に中継局整備が進められていくのであり、新タワー建設によって中継局の設置数を節約できることはなさそうです。

テレビ各社による説明

新東京タワーの必要性について、在京テレビ各社に見解を尋ねました。このうちTBSは、以下の通りの回答でした。

　在京六社共通の認識ですが、六〇〇メートル級の新タワーはワンセグのサービスエリアが広がること、現タワーの周囲に今後も高層ビル建設が計画されている中、新タワーであればビル影障害が少なくなることなど、有利な面があります。

他のテレビ会社からの回答も、ほぼ同様でした（日本テレビのみ取材拒否）。

現在の東京タワーの周囲に今後建設される高層ビルのビル影障害について言及しています。前述のマンションの例でも見た通り、ビル影による受信障害の対策費は建設主が負担し、ひいてはその分高い家賃などをビル入居者が負担することになります。新タワーが出来れば、その後に新たに建てるビルについてはビル影が小さくなって受信障害対策費も少なくなり、家賃もその分安くなるでしょう。それは新タワーによるメリットだとは言えますが、新タワーが必要な理由とは言えません。なぜなら、現東京タワーからの電波の受信障害対策費を上乗せした高めの家賃設定でもニーズがあり採算が取れると建設主が判断しているから「現タワーの周囲に今後も高層ビル建設が計画されている」し、これまでも建設されてきたのです。入居者は高めの家賃を承知のうえで、それでもそのビルが良いと判断して入居しているのです。むしろ前述のマンションの例のように、電波の送信場所が新タワーへ移り、すでに完成しているビルの影の方向が変わることのほうが、多くのビル入居者などにとっては、まったく想定していなかった二度目の受信対策工事費分の負担を迫られる恐れが生じるので、よほど迷惑です。

以上見たように、新タワーが必要な理由として説明されている、「安定した美しい映像を関東一円に届けるため」、電波障害の解消、カバーエリアの拡大、および、現在の東京タワー周辺での高層ビル建設計画――は、いずれも、「新タワーが必要な理由」としての説得力はありません。新タワーが必要な理由としては、「ワンセグのため」しかなさそうです。

新タワーはワンセグのため

ワンセグは、地デジの電波の一部分（ワンセグメント）を利用した、携帯電話など移動端末向けの地デジ放送です。〇六年四月一日から開始されています。現在のところは補完放送としての位置づけで、通常のテレビ番組と同じ内容を同時に流す「サイマル放送」に限定されています。地デジはハイビジョン放送が売りの一つですが、ワンセグは画面が小さく「サッカーのボールが見えない」などと皮肉を言われています。

ワンセグは、テレビ放送とデータ放送がセットになっており、テレビ映像と同時に文字情報を表示できます（図4―4）。データ放送の文字情報からリンクして放送中のドラマの主題歌をダウンロードしたり、俳優が着ている服の通信販売のウェブサイトへリンクを張るなどが可能で、これらのサービスを新たな収入源につなげることをテレビ各社は目論んでいると、次のように解説されています（『朝日新聞』二〇〇六年一月十五日）。

携帯電話など移動体向けの地上デジタル放送「ワンセグ」が今年四月から全国で順次始まる。テレビ放送を同時に携帯電話で視聴できるようになり、テレビ局や携帯電話会社、広告会社など関連各社は新たなビジネス機会とみて期待を膨らませる。（略）

テレビ朝日メディア戦略室の大場洋士さんは「ワンセグのデータ画面からなら、利用者が途中で面倒くさくならず、自社サイトへ導きやすい」とみる。放送局各社は、着メロや物販などの課金サービスを、携帯電話用の自社サイトで展開している。ワンセグ経由でテレビ番組から直接客を誘導してしまうというわけだ。

「いずれすべての携帯電話に標準装備され、テレビの視聴時間が大きく増える。データ放送やネットとの連携でテレビのメディアとしての価値も上乗せされる」とドイツ証券の小池隆由アナリストはいう。ワンセグの広告効果は最大四千億円にのぼるとみる。

ワンセグ放送を見ること自体は無料ですが、文字情報からリンク先のウェブサイトへ移動する場合などのインターネット通信料は、利用者の負担になります。

携帯端末は通常、人の身長より低い位置で使用され、大きなアンテナもないため、ビル影などの影響を受けやすくなります。ワンセグが受信可能な場所を増やすために、ビル影を小さくできる高いタワーが必要だというのです。実は、高い新タワーがなくても、「ギャップフィラー」と呼ばれるビル影などをカバーするための装置を設置すれば、ワンセグの受信エリアを広げることは可能です。実際にテレビ各社は、新タワーでもカバーできない地下鉄駅や地下街などでもワンセグを受信できるよう、それらの場所に装置を設置していくといいます。しかし、新タワーを建てたほうが装置設置の費用や手間を少なくできるので、テレビ各社にとっては都合が良いと言えます。

しかし、ワンセグが視聴者に受け入れられるかどうかは、未知数です。画面が小さくて見づらいケータイのテレビをあえて見る人や、外出先でも頻繁にテレビを見る人は、どれくらいいるのでしょうか。ＮＨＫがワンセグの利用希望について〇六年十月に世論調査にしたところ、「ぜひ利用したい」「まあ使用したい」が計一四・三％で、「あまり利用したいと思わない」「まったく利用したいと思わない」の計七六・二％を大きく下回りました。「すでに利用している」は〇・五％でした（文献10、二〇〇七年一月）。

図４—４：ワンセグ画面のイメージ

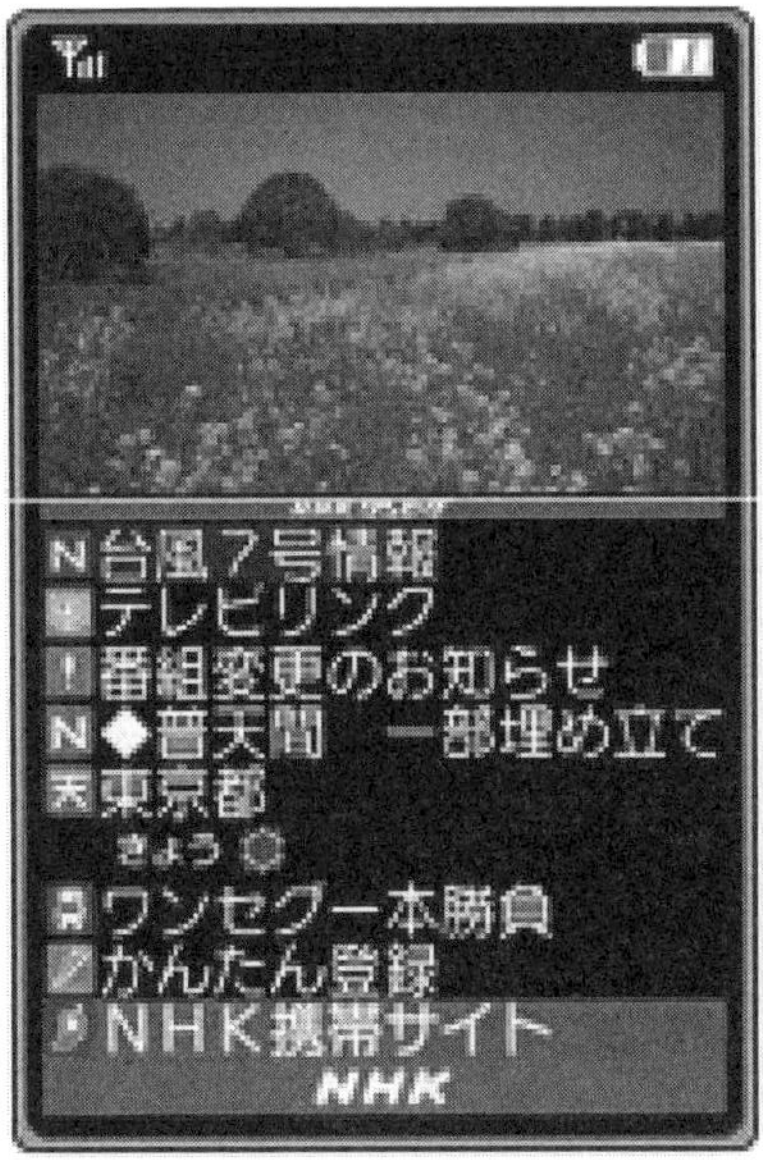

上がテレビ画面、下の文字情報がデータ放送
（NHKのウェブサイト http://www.nhk.or.jp/digital/oneseg/guide/02.html）

もちろん、ワンセグ視聴機能付き携帯電話機などがもっと普及していけば、利用したいという人は増えていくかもしれません。しかし、それがテレビ各社の収入に結びつくのかという問題もあります。ＴＢＳの城所賢一郎専務は、次のように述べています（文献10、二〇〇六年六月）。

正直に言ってワンセグ

で独立した広告収入というのは相当難しい。視聴率が測定できませんし、スポンサーが携帯に上乗せした広告料を払ってくれることは相当難しいと思います。むしろ通信機能と放送を連携させて、放送を入口にして、通信でどう事業を展開するかを考えています。

ワンセグ放送のために労力や設備費用は余分にかかるが広告収入は期待できない、だから前出の『朝日新聞』記事のように、データ放送からのリンク機能に期待するしかない、ということです。

データ放送については、すでに失敗例もあります。ＢＳデジタル放送でもデータ放送を行っていますが、「視聴者がゲームやクイズに参加するといった『双方向性』がウリだったが、なかなか根付かず、既に〇四年十一月、一局が放送を中止した」（『毎日新聞』二〇〇五年九月十九日）。その後も放送中止が相次ぎました。

ワンセグが視聴者に受け入れられて定着したサービスになるのかどうか分からないのに、テレビ各社側の皮算用のために新東京タワーを建てる必要があるのでしょうか。

関東以外では

地上デジタル放送のための新タワーは、これまで二例あります。愛知県の瀬戸タワーと、静岡県の日本平タワー（日本平デジタル送信所）です。

日本平タワー（高さ九五・五ｍ）（写真４―１）は、静岡市の「日本平」山頂に〇五年三月に完成。ＮＨＫと在静岡民放四局（静岡放送、テレビ静岡、静岡朝日テレビ、静岡第一テレビ）、ＦＭラジオ局のＫ―ＭＩＸ、東海移動無線センターが共同で建設しました。各社が日本平に持っている放送タワーを、

写真4—1：日本平デジタル送信所

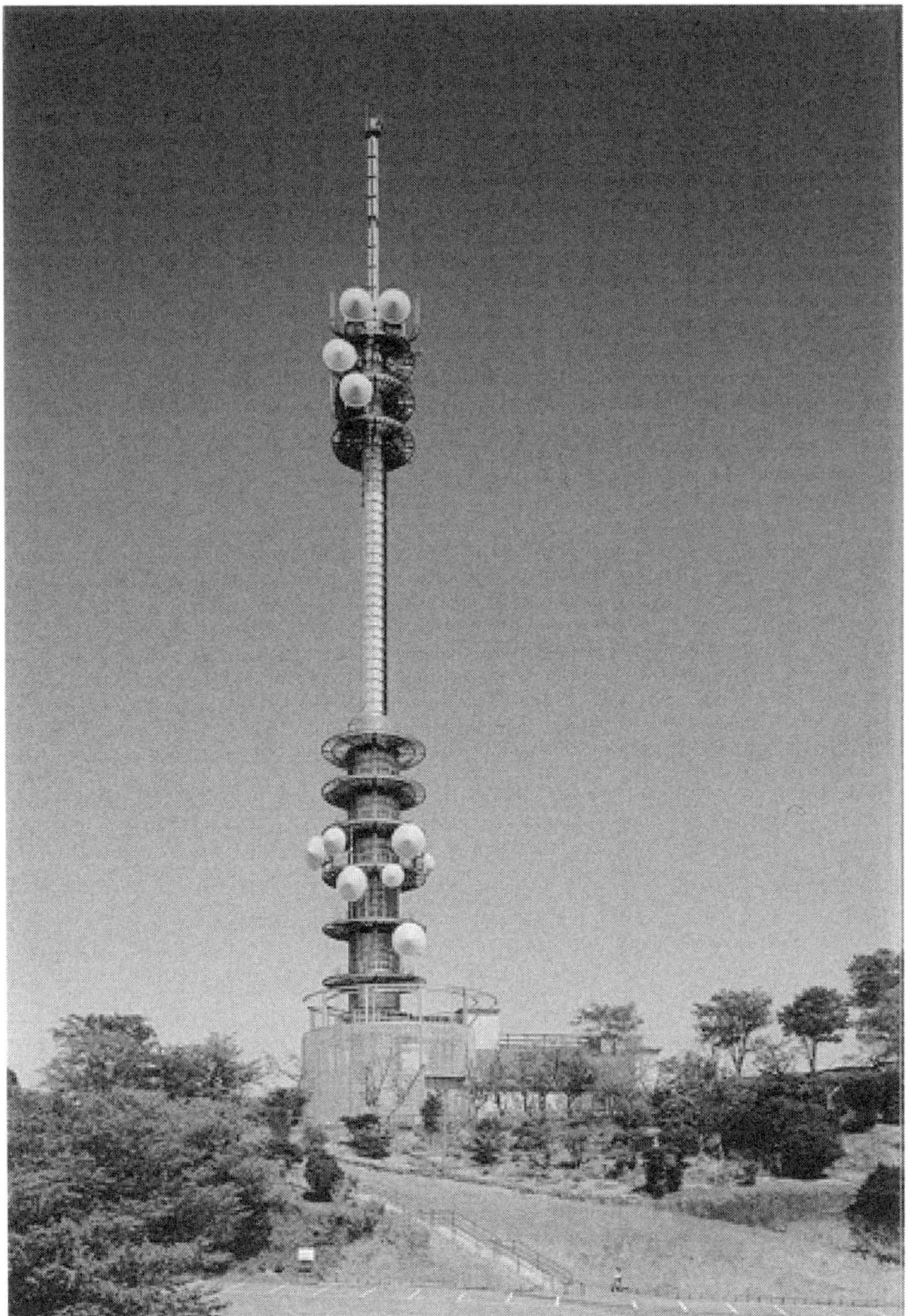

（大成建設のウェブサイト http://www.taisei-design.jp/de/works/2005/nihondaira.html）

デジタル化をきっかけに一本化して景観に配慮するためと説明されています（『静岡新聞』二〇〇二年三月二十六日）。

また、瀬戸タワーは、第2部で見た通りです。

これら二カ所と新東京タワー以外に、地デジのために新タワーを建設する動きはありません。たとえば大阪では、大阪府と奈良県の境にある生駒山に、テレビ会社ごとに放送タワーを持っています。従来の鉄塔にデジタル用アンテナを取り付けられるかなどの物理的条件や、コストの比較などから、毎日放送は讀賣テレビ放送の送信所に同居し、ＮＨＫ、関西テレビ放送、朝日放送は自社の放送タワーからデジタル放送の電波を送信することにしました（『放送技術』二〇〇三年十一月）。

全国的な傾向をみても、地デジだからと言って新タワーが必須なわけではないことが分かります。

国も「不可欠ではない」。放送各社にも不要論

地上デジタル化を推進している総務省も、新東京タワーは不可欠ではないとの認識です。総務省の担当者も「新タワーは、ワンセグ放送などのサービス向上のため事業者が望んでいるもの。現在の東京タワーでも問題ない」旨、筆者の前で明言しています（「新東京タワー（すみだタワー）を考える会」との意見交換。二〇〇六年五月三十一日）。

新タワーに積極的でないテレビ会社もありました。テレビ東京の菅谷定彦社長は、〇五年三月三十一日の記者会見で、「個人的には東京タワーの延伸（高くすること）が望ましいと思っている」と述べました（『東京新聞』二〇〇五年四月一日）。

図４—５：自主放送を行うケーブルテレビの世帯普及率

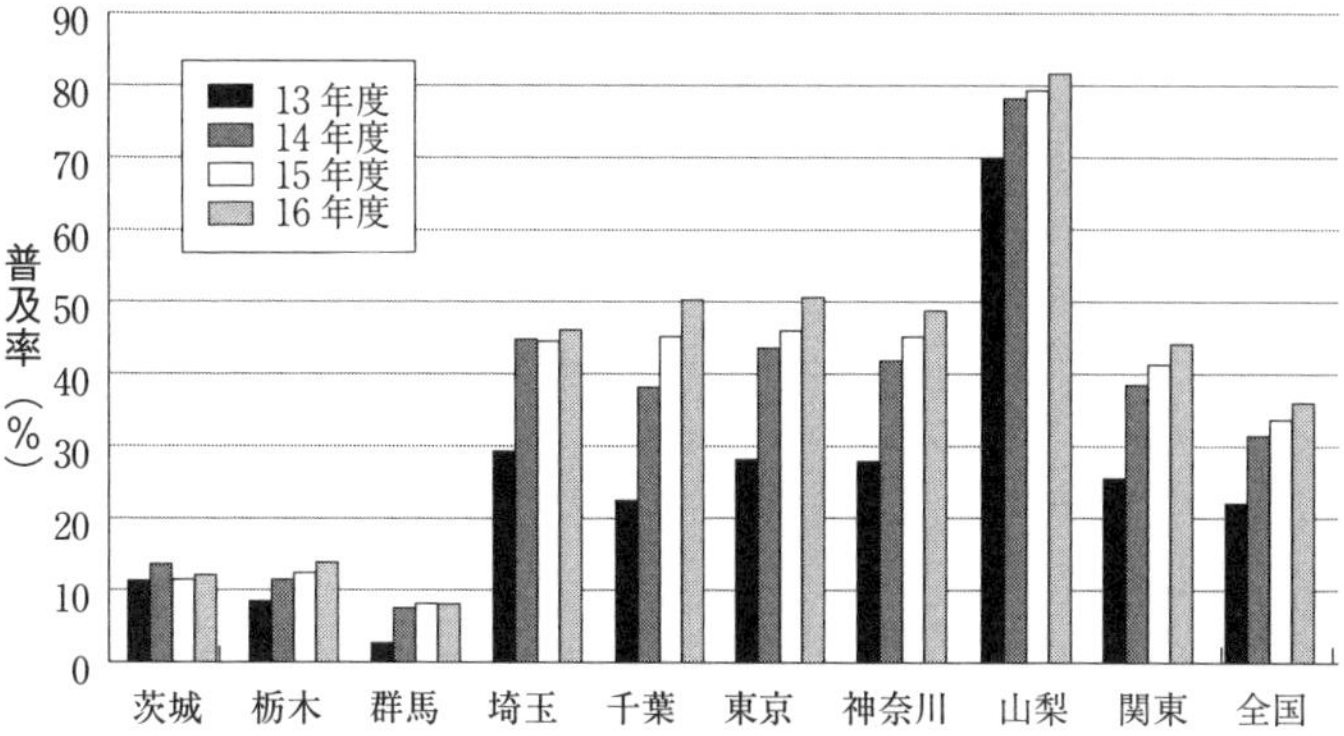

（総務省関東総合通信局のウェブサイト http://www.kanto-bt.go.jp/bc/catv-siryo/siryo/tokei1.html）

新東京タワーを建てる理由は、主にワンセグのためですが、ＮＨＫは「携帯電話向けデジタル放送（ワンセグ）で受信料を徴収できるか不透明」（『週刊ダイヤモンド』二〇〇五年五月十四日）などのため、新タワーにはあまり積極的ではないとの解説もあります。

タワー＆電波でなくても

都市部では、テレビを電波で見る人は、少数派になりつつあります。ケーブルテレビの普及率は東京都、千葉県内で五〇％を超え、埼玉、神奈川県でも五〇％に迫っています（図４—５）。

ケーブルテレビのほか、高速（ブロードバンド）インターネット用として普及してきた光ファイバー網をそのまま使って地デジ各チャンネルを含む多チャンネル放送を行うサービスも始まっています。

このほかに、インターネットと同じ仕組み（データをパケットという小単位に分けて送信する）で放送信号を送る「ＩＰ放送」も、注目されています。従来、インターネットは「通信」、テレビは「放送」と法的に異なる位置づけのため、地上波放送をそのままIP放送で再送信することは、著作権などの関係から困難とされていました。しかし、二〇一一年七月までのアナログテレビ放送停止という目標達成がいよいよ厳しくなっていくにつれて、山間地など「条件不利地域」の難視聴対策の一環として、IP放送を認めるべきだという主張が強まり、一定の条件でIP放送を有線放送と同じ扱いとする著作権法改正が〇六年十二月に参議院本会議で可決成立しました。

こうした動きに対して、テレビ各社などは「地上デジタルテレビ放送の伝送路については、今後とも、地上波中継局による伝送が原則であ」り、IP、衛星等は、あくまで「補完的伝送路」だと強調しています（文献11、四頁）。もちろん、ケーブルテレビや光ファイバー経由のテレビサービスは有料なので、現状で「電波は不要」とは言えません。しかし、電波によらない視聴が増えていく傾向の中で、すでに東京タワーがあるのに新タワーを建てることは、たいへんな無駄ではないでしょうか。

放送法第九条五は、NHKに対しテレビやラジオを「あまねく全国において受信できるように措置をしなければならない」と求めています。公共放送として全国へ情報を行き渡らせることが法の趣旨だと考えれば、その伝送路が電波であっても有線であっても「受信」さえできれば良いはずです。現在は電波による伝送のみが無料ですが、電波では受信しずらい、あるいは便利で画像も美しい有線のほうが良いというニーズがますます高まれば、テレビは電波でという前提自体を見直しても良いと思います。ドイツやオランダでは、テレビを電波で受信している世帯は数％しかないそうです。

秋葉原タワーに反対した唐津一・東海大学名誉教授は、筆者の取材に対して「電波は貴重なので、移動体など電波でしかできないことに使い、固定間通信は有線で行うという考え方でなければなりません。（東京タワーの送信エリアは）有線回線が普及し、コストも安くなっています。有線なら、テレビ放送以外の情報を一緒に送ることができて非常に便利なのに、わざわざ新タワーを作るのは時代錯誤です。電波塔が増えれば電気機器への電波障害も増えます。ワンセグについては、新タワーを建ててもビル影は出来るので、ビルの壁にアンテナを付けるなどの方が良いです」と指摘しています。唐津名誉教授の主張は「貴重な電波の有効利用」という点で総務省の考え方と共通しますが、唐津教授の「貴重だからなるべく節約して使う」という考え方に対して、総務省のユビキタスネット社会は「使えるだけ目いっぱい使う」という考え方に近いです。なお、ビルの壁に付けるアンテナについては、電磁波の安全性について検討が必要です。

また、前出の池田信夫・上武大学大学院客員教授も「電波を受信して見ている人は、おそらく東京都内でみたら半分もいません。そういう状況で、タワーの高さをいくらか高くするということに大して意味はありません」と指摘していました。

石原都知事も、新タワーの必要性に疑問を呈しました。新東京タワー誘致合戦が繰り広げられていた〇四年九月二十四日、記者会見で記者に問われて「砂上の楼閣みたいにどこでだれがつくるのか」「どこにつくる必要もないと思います。もう、大体システムが変わろうとしてる時代に、あんなばかでかいタワーが要るか要らないか、それはもう基本的な問題だと思うよ」と答えました（東京都のウェブサイト http://www.metro.tokyo.jp/GOVERNOR/KAIKEN/TEXT/2004/040924.htm）。

第５部　地上デジタル化の問題点

第1章　視聴者不在の地上デジタル化

新東京タワーは、地上デジタル放送のために必要な放送タワーだと説明されています。しかし、地上デジタル放送のために、新東京タワーが必要不可欠というわけではないことを述べました。

加えて、地上デジタル放送自体が問題を抱えているとすれば、新東京タワーを建てる意義について考え直す必要性がますます強くなります。地上デジタル放送の成り行きは、新東京タワーの経営に直接影響を与えます。また、墨田区基本構想（〇五年十一月策定）は「区民が誇りにできる新たな観光空間をつくることにより、『すみだ』の魅力や個性を内外に発信します」とあります。新東京タワーの存在理由である地上デジタル化に重大な問題があれば、新東京タワーは「区民の誇り」にはなり得ないと筆者は考えます。

実際、地上デジタル化は、さまざまに批判されています。

地上デジタル化によって、視聴者はテレビやビデオレコーダーなどの買い換えを強いられます。テレビ各社も莫大な設備投資費用の負担を強いられます。特に経営基盤が弱い地方のテレビ会社では、経営悪化や番組の質の低下に直結します。

自民党の中にすら、当初から慎重論がありました。平井卓也代議士（元西日本放送社長）は「放送のデジタル化は有意義だが、やり方を間違えてはだれの得にもならない。このまま強行しても放送局にも国民にも明確なメリットが見えない。全世帯が対象のユニバーサルサービスを維持しながら、新たなサービスを付け加える方策を検討するなど、メリットを顕在化させないと、デジタル放送は普及しない」（『朝日新聞』二〇〇二年三月二十六日）と述べています。

「だれの得にもならない」のに、納得できる説明もなしに国がやたら強引に進めているという、摩訶不思議な地上デジタル化なのです。

テレビデジタル化の経緯

テレビのデジタル放送は、米国で生まれました。鈴木健二・成蹊大学教授によると、「（米国がデジタル化を急いだ）最大の理由は、日本とのハイビジョン放送競争のゆえだった、とするのが米放送業界の多数説」です。米国では一九八〇年代後半、移動電話会社が電波の割り当てを国へ要求し、これが認められそうになりました。テレビ各社は、これを阻止して電波の既得権を守るために、ハイビジョンの導入を思いつきました。ハイビジョンなら、幅広い周波数帯が必要なので、携帯電話会社に電波を渡す余裕はない、と主張できるからです。これを受けて八七年、NHKの技術団が渡米し、NHKが開発したハイビジョンのデモを行いました。しかし、米議会関係者の目にはハイビジョン技術が素晴らし過ぎると映ったようで、米国にハイビジョンを導入したら日本製テレビが米国市場を席巻するのではないかと恐れました。こうして、日本のハイビジョンに勝つためにデジタル放送の技術開発が始まりました（文献12、一三一〜一三四頁）。デジタルテレビ放送は、産声を上げた時から視聴者不在だったわけです。

九四年に米国で、まず衛星デジタル放送が始まりました。欧州も同様に、日本のアナログハイビジョンを選ばずデジタルテレビ技術の開始を進め、九八年九月に英国で世界初の地上デジタル放送が始まりました。同年十一月には、米国でも地デジが開始されました。

日本はアナログハイビジョンを普及させていく方針でしたが、欧米がデジタル化へ向かったことから、日本だけがアナログ方式を取り続けていては、この分野で日本だけが「国際的に孤立しかねない」（『読売新聞』一九九四年二月二十三日が報じた「郵政省幹部」の発言）との議論が、郵政省（現総務省）や家電メーカーなどで起こりました。

郵政省は九三年に放送行政局長の私的諮問委員会「放送のデジタル化に関する研究会」を設置。九七年六月には同様の位置づけの「地上デジタル放送懇談会」（座長・猪瀬博学術情報センター所長）を設置して、同懇談会は翌年十月、〇三年末までの地デジ本放送開始を「期待」すると答申しました。

こうして〇一年七月の電波法改正にこぎつけ、その十年後の二〇一一年七月までのアナログ放送終了・地上デジタル放送への切り替えが決められたのです。

視聴者だけが蚊帳の外

放送について詳しいジャーナリストの坂本衛さん（放送専門誌『放送批評』『GALAC』元編集長）は、次のように指摘しています。

地上デジタルの問題で申し上げたいことが二つあります。一つは進め方の問題で、国民の皆さんの幸せが最初からまるで考慮されていないということです。これを進めているのはメーカー、放送局、お役所の三者で、唯一、国民だけがカヤの外に置かれている。（略）

そもそも、電波――テレビの電波も携帯電話の電波も同じですが――は国民の共有の財産です。基本的にお金を出すのは見ている人です。テレビを買うのも、テレビの番組を作るための制作費を出すのも、テレビで流されるCMを見ている視聴者です。総務省の予算は、もともと国民の税金です。放送局は、みんなの共有財産である電波を預かっているだけです。

ですから、テレビに関する極めて重大な使用方法の変更――いま見えているものを見られなくして、新しいものを始める――そういうときには、お金を払って電波を持っている国民・市民の話を聞かなければ、進めるべきではないと思います。

しかし、審議会などの場で総務省の政策が決められていきますが、その委員にはメーカーの代表と放送局代表のほかは、有識者・学者ぐらいしか入っていません。「国民代表はメンバーにいるのか」とたずねたことがありますが、主婦連などの団体の方が一人入っていて、それが国民だと総務省（当時は郵政省）はいっていました（坂本衛さんのウェブサイト「すべてを疑え!!」http://www.aa.alpha-net.ne.jp/mamos/digital/tvtada.html）。

総務省の世論調査によると、「できれば地上アナログテレビ放送を続けてもらいたい」という回答が四七・九％に上り、アナログ放送終了への抵抗感や戸惑いがうかがわれます（図5―1）。アナログ放送停止は「よい」「仕方がない」という、国の政策を追認する回答選択肢が多い誘導的なこの世

図５—１：地デジについての世論調査

地上アナログテレビ放送停波についての感想（複数回答）（全員）

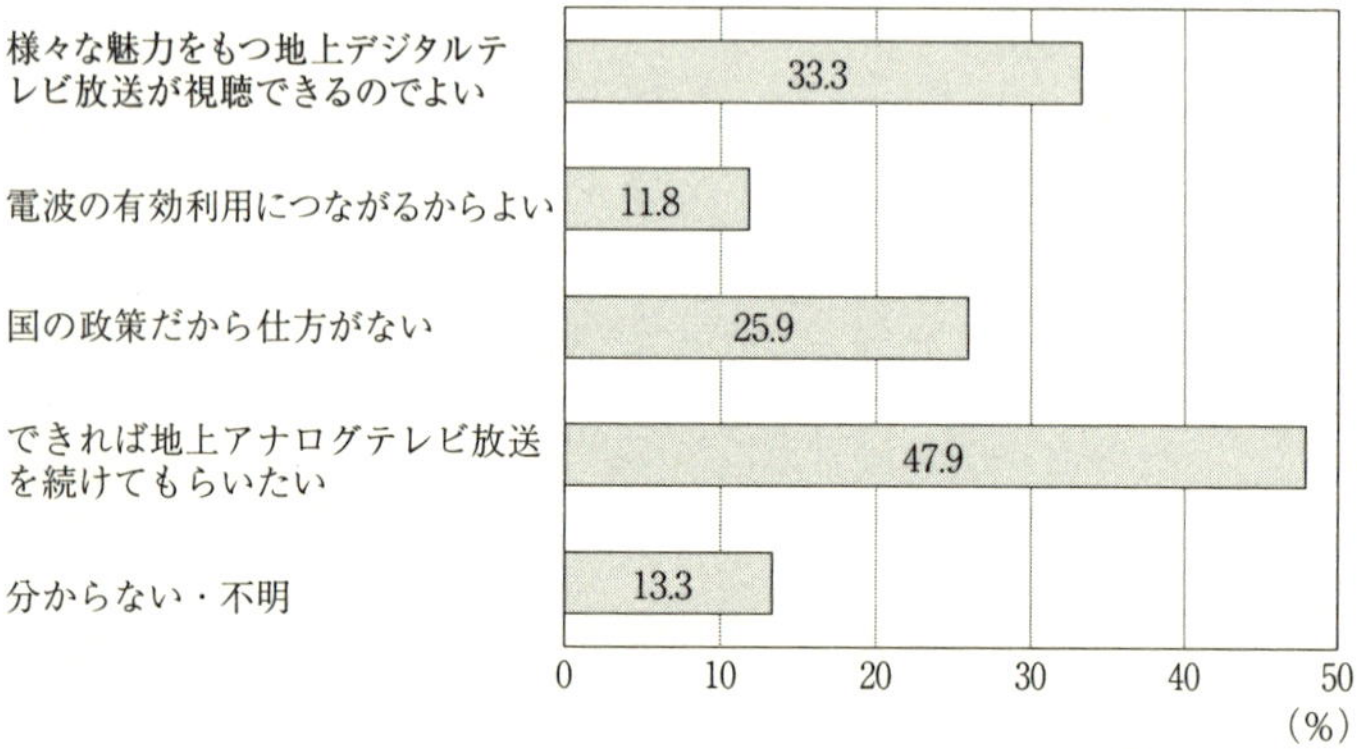

（総務省情報通信政策局「地上デジタルテレビジョン放送に関する浸透度調査」2006年５月）

論調査でさえ、このような結果でした。

「新東京タワー（すみだタワー）を考える会」が、〇六年五月に総務省の担当者と意見交換をした際、同会メンバーは「地上デジタル放送は国民の需要があるからではなく、供給側の都合ではないか」と、質問しました。総務省の担当者は「一般の国民からあがってくる声に任せるのではなく、技術的に知識がある人に先導してもらうのは仕方ないと考えている。それはつまり、一般国民から上がってくる声だけでは、質の高い生活は享受できないからだ」と、回答しました。知識がある人の意見を聞くことは大事ですが、もっと大事である市民の声を聞くことについて、総務省はまったく不十分です。

視聴者不在のデジタル放送の電波を送信するために、住民不在の新東京タワーが建てられようとしていることは、見事な一致だとも言えます。

第2章　地上デジタル化のメリットは本当か？

総務省などは、地上デジタル放送に様々なメリットがあるとＰＲしています。地上デジタル放送にそれなりのメリットがあることは事実ですが、総務省などがＰＲしているメリットの中には、アナログ放送でも実現可能なものや、どの程度実現するのか分からないものも含まれています。アナログ放送終了を正当化するために、メリットが〝水増し〟されており、国民をミスリードするものです。ＮＨＫ、民放、携帯電話業者、家電メーカーなどで構成する「社団法人地上デジタル放送推進協会」がウェブサイト（http://www.d-pa.org/about/index.html）でＰＲしているメリットについて、一つずつ検証してみます。

「ゴースト解消」

メリットの先頭に挙げられているのが「ゴースト解消」です。

アナログ放送では、視聴者に届くまでに、雑音で映像音声が劣化したり、高い建物などの影響で反射電波によるゴーストが起こりますが、デジタル放送では、劣化やゴーストはなく、高品質

図５―２：地デジについての世論調査

受信機購入の際の重視点（複数回答）（購入可能性がある者のみ）

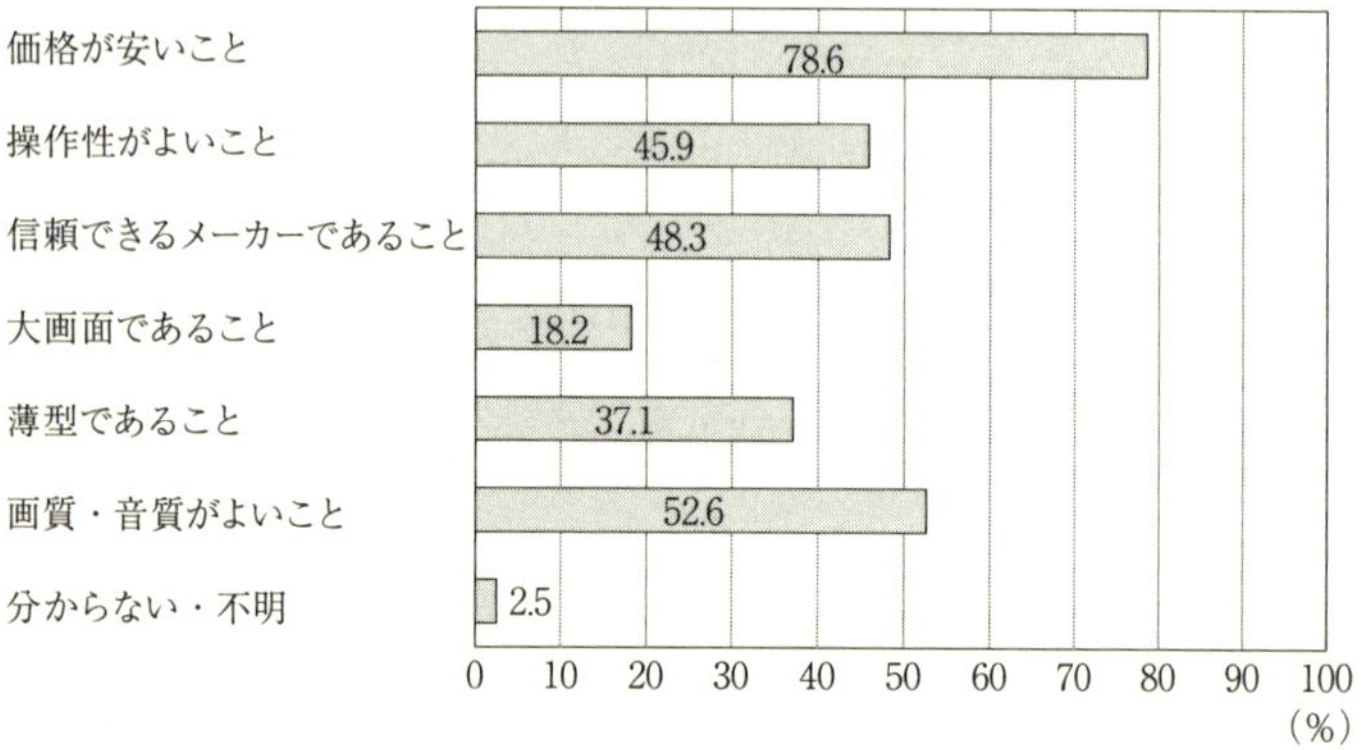

（総務省情報通信政策局「地上デジタルテレビジョン放送に関する浸透度調査」2006年５月）

の映像・音声が届けられます。

このメリットについては、その通りです。ただ、ケーブルテレビなどを利用すれば、アナログ放送でもゴーストは発生しません。

「高画質・高音質」

一六：九のワイド画面、ハイビジョンの高画質、CDなみの高音質でまるでその場にいるかのような臨場感と迫力を楽しめます。

このメリットは、視聴者の一部についてだけ事実です。すべての視聴者が、高画質・高音質を求めているわけではありません。テレビの置き場所の都合などから、小さいテレビが良いという人々は大勢います。大画面のテレビがなければ、高画質を楽しむことはできません。世論調査でも、大画面であることを重視する人は二割弱に過ぎません（図５―２）。地上デジタル化について、「大衆車のカローラを買いたい人に、むりやり高級車

図５—３：地デジ電波の帯域幅とセグメントの関係

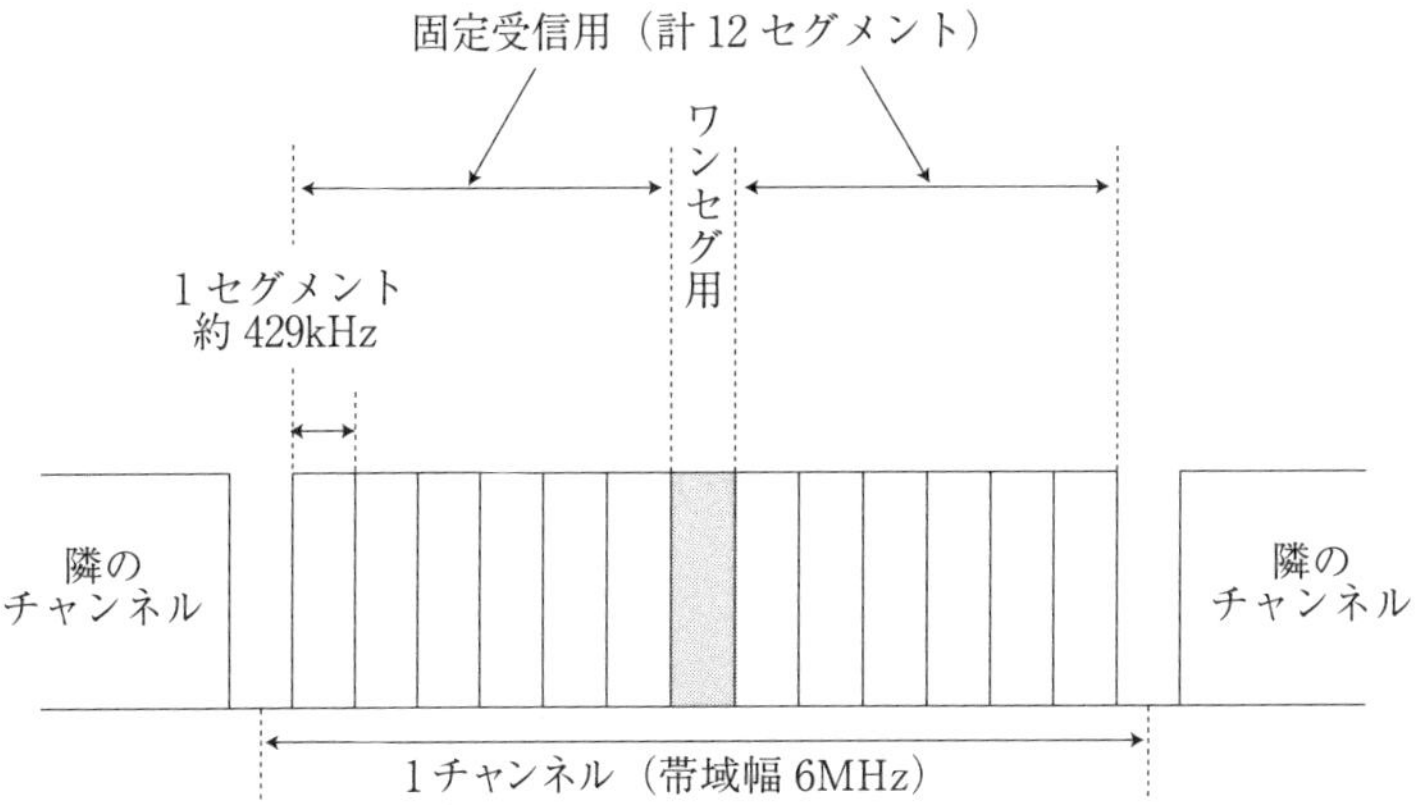

のクラウンを買わせようとするようなもの」とのたとえもあります。高画質・高音質は、大きなテレビを買える人々だけが受けられるメリットなのです。

「マルチ編成」

デジタル放送の一チャンネル分の周波数で、標準画質の番組は二〜三番組を同時に放送することが技術的に可能です。

地上デジタル放送は、一チャンネルあたり六MHzの周波数を占有し、一三の部分（セグメント）に分かれています（図5—3）。一三のうち一つはワンセグ（移動体受信）のために使います。残りの一二セグメントを全部使えばハイビジョン画質になり、通常はこの形で放送されています。このほか、一二セグメントを四セグメントずつに分けて三つの異なった標準画質の番組を同時に放送し、視聴者が選んで見ることができる「マルチ編成」が、技術的に可能になっています。

たとえば、ハイビジョン放送で野球中継を始めて、途中で二チャンネルに分けて、一チャンネルで野球中継を続けつつ、もう一チャンネルでニュースを放送する、そしてニュース終了後は、ふたたびハイビジョンで野球中継、という編成も可能です。

しかし、テレビ各社は「ソフトがないし、裏番組に広告がとれるとも思えない」（文献12、一八〇頁）ため、マルチ編成には乗り気ではないといいます。

マルチ編成で放送される時間は、あまり長くないかもしれないのです。


「データ放送」


データ放送により、リモコンのボタンを押すだけでいつでもニュースや天気予報、そのほかの暮らしに役立つ情報などを見ることができます。

データ放送の内容によっては、確かにメリットです。

しかし、すでに述べたように、ＢＳデジタル放送のデータ放送が視聴者に受け入れられていないという失敗例もあります。


「番組表と録画予約」


当日から一週間先までの番組情報が見られます。また、放送時刻の変更があっても予約録画にすぐ対応します。

確かにメリットです。

ですが、現在発売中のＤＶＤレコーダーのほとんどには、既に番組表機能が搭載されており、一部は放送時刻変更への対応機能も備えています。デジタル化しなければ実現できない機能ではありません。

「双方向性」

ネットとつないだ双方向サービスで、視聴者参加型の番組が楽しめます。

ネットとつなぐための電話料・通信料は、視聴者が別途、負担しなければならないことを、知らない方々も多いのではないでしょうか。電話・ネットを利用した「視聴者参加型」番組でしたら、現在のアナログ放送でも既に行われていることは、皆さんもご承知の通りです。

そもそも、テレビの視聴者は莫大な人数であり、放送局側ががんばってスタッフを増やしたとしても、視聴者側から発信されてくる情報の処理能力には限界があります。「双方向」と言っても、出来ることは、せいぜい単純なアンケートなど、コンピュータで機械的に処理できることなどに限られます。この点は、デジタル化しようがしまいが、同じことです。ですから、デジタル放送のメリットとして「双方向」を挙げることは、あまりフェアではありません。

「高齢者、障害者へのサービスの充実」

●字幕放送が楽しめます。

デジタル放送では、受信機の標準機能として字幕放送を楽しむことができます。

また、番組によっては生放送も字幕付きで楽しむことができます。

●解説放送も楽しめます。
ドラマなどの筋書きを音声で紹介する解説放送をステレオで楽しむことができます。
●音声速度も変えられます。
受信機によっては声をゆっくりしたスピードで聞くことができます。

確かにメリットですが、字幕放送、副音声は、現在のアナログ放送でもすでに行われており、デジタルならではのメリットとは言えません。


「ワンセグ」


携帯・移動体向けのサービス（通称：ワンセグ）により、携帯電話のほか、車載テレビ、パソコンなどで乱れの少ない映像が受信できるため、外出先でも地上デジタル放送が楽しめるようになります。

特に緊急災害時には、電話が混み合ってつながらない状況でも、確実に避難経路や安否情報などを受信できるため、生命・財産を守るための重要な情報端末となります。

ワンセグの問題点は、すでに触れました（第４部）。視聴者にとって需要があるかどうか不透明であり、テレビ各社側もワンセグ放送のための支出が増える一方、新たな収入につながるのかどうかは未知数です。

緊急災害時にデータ放送で情報が得られるメリットはあります。しかし「電話が混み合ってつながらない状況でも、確実に情報を受信できる」メディアとしては、ラジオというものが既にあります。

画像情報（小さくて見づらいですが）を見ることができる点で、ラジオにはない特徴があると言うことはできます。

また、第３部第３章で既に触れましたが、地上デジタル放送は双方向サービスだから、災害発生時に自分が必要とする情報を検索してアクセスできると思ったら、それは疑わしいです。情報の受信は電波で行っても、送信はインターネット、または電話経由です。大災害発生時には、まさに「電話がつながらない状況」になるので、「双方向性」は機能しなくなります。

第３章　地上デジタル化の問題点

地上デジタル放送を推進する人々は、以上のような「メリット」を盛んにＰＲする一方で、デメリットについての説明は多くありません。

そこで、各方面から指摘されている、地上デジタル化政策をめぐる問題点について概観します。

テレビなどの購入を強いられる

テレビ視聴者の大多数が今、見ているテレビ受信機は、アナログテレビ放送の終了後は、そのままでは何も映らなくなります。しかし、地デジについて何となく知っていても、現在のテレビのままでは見られなくなることを、十分に認識していない人々もまだ大勢います。ＮＨＫ放送文化研究所が二〇〇七年一月に行った調査によると、二〇一一年には地上デジタル放送用受信機がないと地上放送が見られなくなることを知っていたのは六二・九％で、まだ三分の一以上の人々が認識していませんでした（文献10、二〇〇七年四月）。

視聴者は、地デジに対応したテレビやチューナーの購入などの負担を強いられます。テレビだけでなく、アナログ放送用のビデオデッキ、ＤＶＤレコーダーも、そのままではテレビ番組を受信して録画することは出来ません。

「格差社会」化が進む中、年金生活者や生活保護世帯など、テレビの買い替え費用を出せない人々は、決して少なくありません。これらの人々はテレビを見るな、ということでしょうか。孤独に生活しテレビを唯一の娯楽にしている人たちや、新聞の宅配もなくテレビのニュースなどが数少ない情報源になっている山間地域などの住民から、テレビを奪うことが許されるでしょうか。

また、業界団体は、〇七年以降、約六四〇〇万台のアナログテレビ（地デジが見られないテレビ）が廃棄される可能性があると予測しており（社団法人電子情報技術産業協会「二〇一一年地上アナログ放送終了に伴うテレビの排出台数予測」二〇〇七年三月）、環境への負荷も相当なものになりそうです。

地方へのしわ寄せ

電波が届きにくい山間地などの難視聴地域では、受信環境の良い場所にアンテナを立てて受信した電波を増幅してケーブルで各世帯に送る共聴施設を設けています。こうした「辺地共聴施設」と呼ばれる施設は全国に約二万施設あり、約一二一万世帯が利用していると推計されています（総務省情報通信審議会「第三次中間答申」二〇〇六年八月）。既存の設備は基本的にアナログテレビ用で、地デジ受信のためには、増幅器など施設の更新が必要になるケースが出ます。

現在のアナログ放送用施設の建設費は、規模の大きいものはＮＨＫが半額負担し、小規模なものは村民と行政が負担している。だが、テレビの買い換えすら厳しいお年寄りらが、どうやって一戸当たり数万～数十万円と見込まれる（地デジ用共聴施設設置の）負担金までねん出するのか。（「テレビが消える日　第五回」『毎日新聞』二〇〇六年一月十二日）

京都府福知山市夜久野町では約一七〇〇世帯のうち九割近い一五〇〇世帯以上が難視聴地域にあり、共聴施設で受信しています。しかし、現在の施設では地デジは受信できません。このため、市は光ファイバーを通じて放送を各世帯に一括再送信する計画を立て、一世帯当たり上限額で一五万八〇〇〇円の負担を求めたいとして住民説明会を開きましたが、負担が高額だとして理解が得られませんでした。市は負担額を四分の一程度に見直す考えを示しましたが、連合自治会は「年金頼みの月額一〇万円以下の低収入世帯が多く、市が求める個人負担に耐えられない」として、個人負担の撤回を求めました（『両丹日日新聞』二〇〇七年二月一日）。

総務省は「共聴施設のデジタル対応は基本的には自助努力で」という方針でしたが、辺地共聴施設に関しては方針を変更し、既存の有線共聴施設を移設・改修する場合は費用の三分の一、無線共聴施設を新設する場合は有線伝送路部分の整備費の二分の一をそれぞれ補助することにし、〇七年度予算に一一億六〇〇〇万円を計上しました（『日刊工業新聞』二〇〇六年十二月一日）。国が一部を補助しても、残りを自治体などがカバーできなければ、住民負担は残ることになります。

集合住宅の共聴施設

共聴施設の問題は、都市部でも深刻です。アパートやマンションなどの集合住宅の多くでは、一戸ごとに受信アンテナをつけるのではなく、屋上に共同アンテナを立てて受けた電波を増幅して各戸にケーブルで分配する「集合住宅共聴施設」を設けています。また最近は、マンションごとケーブルテレビに加入している世帯も増えています。これらの一部は、地デジに対応しておらず、設備の更新が必要になります。

総務省によると、共同受信利用者は難視聴地域を除いても、実に全世帯の三分の一にあたる一六〇〇万世帯（〇三年）に上る。（地デジ対応への）更新が必要な場合、賃貸物件なら基本的に貸主が負担するが、分譲マンションでは住民負担だ。（略）特に築年数が長く、老朽化したマンションほど費用はかさみ、（住民の）同意の取り付けは困難が予想される。（略）ある管理業者は「地上デジタル化に伴うマンションの負担問題は、ほとんど理解されていないし、具体的指針もない。放置すれば、大きなもめ事の火種だ」と心配する（「テレビが消える日　第六回」『毎日新聞』二〇〇六年一月十三日）。

辺地共聴施設の場合とは違って、集合住宅共聴施設について国は「自助努力」の方針のままです。放置しておけば地デジ普及に支障があり、かと言って公費を投入すればその是非や、他の視聴者との公平性が問われる——地上デジタル化政策のごり押しが、このようなジレンマを生んでいます。

地方テレビ局の質の低下

一九五三年に日本でテレビ放送が始まって以来、五十年以上という長い歳月をかけて全国各地に一五〇〇カ所以上の中継局が整備され、全国でテレビが見られるようになりました。わずか数年間で、これをすべてデジタルで置き換えるとされています。既に見た通り、アナログテレビ放送が視聴できているエリアのうちＮＨＫで九九・五％、民放で九九％の世帯について、一〇年末までに地デジを視聴可能にするとされています（文献11、五頁）が、本当に一〇年末までにそれらの数字を達成できるのか疑問視されています。末端に近い中継局の整備を受け持つテレビ会社の中には、経営基盤が弱い地方テレビ会社もあり、中継局設置の負担に耐えられないのではとの指摘があるからです。

日本民間放送連盟は二〇〇三年九月、地上デジタル放送に伴う民放テレビ局の設備投資が総額八〇八一億九四〇〇万円に上るとの試算結果を発表しました。そのうち中継局の設置費用が二六〇九億五〇〇〇万円を占め、さらにその六六％（一七〇〇億円）が、地方に多く設置する出力五Ｗ以下の小規模中継局の費用でした（日本民間放送連盟「地上民放テレビのデジタル化設備試算について」二〇〇三年九月）。

この一七〇〇億円の多くを負担するのは、経営規模が小さい地方テレビ局です。「某老舗系列では、シミュレーションの結果、必要な投資をすれば全地方局が倒産するという結果だった」（坂本衛「地上デジタル放送　まだこれだけの難問」『放送レポート』二〇〇五年七月）といいます。『朝日新聞』は次のように報じています（『朝日新聞』（西部本社）二〇〇六年九月二十二日）。

> 国が進める地上波テレビのデジタル化に地方テレビ局が苦しんでいる。大半の局は年間売上高に相当する投資を迫られ、経費削減に必死だ。デジタル化で画像や音声は鮮明になるが、現場では経営悪化が番組の質を低下させかねないとの懸念が広がっている。（略）
>
> 長崎文化放送は〇七年三月期から四～五期、赤字決算が続くと試算している。九〇年開局の同局は昨年、現行のアナログ放送の設備投資にかかった借金をようやく返し終えたばかり。河村義

丸総務局専任局長は「多大な借金をまた背負わなくてはならない」と嘆く。

現場では、制作面へのしわ寄せを心配する見方が少なくない。

熊本の民放局幹部は自社制作のドキュメンタリーなど良質の番組が消える可能性を示唆する。

「手間がかかるわりに視聴率が取りにくい利益率の悪い番組は、やめざるを得なくなる」

地方の実情に即してじっくりと手間暇をかけた番組が減り、キー局制作の番組ばかりが「高画質」で放送されるようになるのでしょうか。

「アナアナ変換」に巨費

従来のアナログ放送をそのまま続けつつ、地上デジタル放送を開始すると、アナログ放送との混信が起きてしまう地域があります。そこで、地デジの開始に先立ち、一部のアナログ放送を別の周波数に移す必要がありました。アナログ放送をアナログのまま別の周波数に移すため、「アナアナ変換」と呼ばれています。アナアナ変換では、放送局側の周波数変更と同時に、家庭のアンテナの向きを調整したり、受信機のチャンネル設定を変えたりする必要があります。

放送各社や総務省などで構成する全国地上デジタル放送推進協議会は二〇〇一年十一月、地デジ放送開始によるアナログ放送の混信について、当初に想定した二四六万世帯から四三六万世帯へ大幅に増えると発表しました。国のデジタル化政策の杜撰さの表れだと批判されています。これに伴い、アナアナ変換の費用として七二七億円の国費を投入する予定だったのが、この費用は一八〇〇億円に膨らむことになりました。

アナアナ変換の費用は「電波利用料」を財源に国が全額負担しています。電波利用料は本来、混信や妨害のない電波利用環境を維持するための電波監視や研究開発の財源とするため、通信事業者らが国に納めるものです。それなら市民には関係がないかというと、そうではなく、携帯電話にも一台あたり年額四二〇円の電波利用料が課せられています。電波利用料の歳入総額（二〇〇五年度で六六九億円）の約六割は、携帯電話利用者が直接負担している〝一台四二〇円〟が財源になっています（総務省によると、総務省のウェブサイト http://www.tele.soumu.go.jp/j/fees/account/change.htm で公表されている歳入項目「包括免許」の九割強が携帯電話端末に課されている利用料。ほかにも、携帯電話会社が中継局一局あたりや、占有周波数帯に応じて電波利用料を支払っています）。

地上デジタル化のために、市民はテレビ購入費のみならず、アナアナ変換でも負担を強いられていたのです。

コピーワンス

地デジには、著作権保護のためダビング（デジタルコピー）をできなくする「コピーワンス」という機能が採用されています。「ワンス」は「一回」という意味です。地デジの放送内容はハードディスク（HDD）レコーダーなどに一回だけ録画できます。録画データをHDDからDVDに「移す」こと（ムーブ）も出来ますが、HDDの元データは消去されます。また、DVD同士のダビングはできません。

デジタル情報のメリットは、コピーを簡単に作れることです。何度ダビングしても画質がほとんど落ちないコピーが海賊版として出回ることを、テレビ各社は警戒しています。アナログ放送でも海賊版はありますが、ダビングによって画質が落ちるし、ダビングの時間もかかります。放送各社は次のように述べて、コピー制限への理解を求めています（日本放送協会、日本民間放送連盟「地上／ＢＳデジタル放送におけるコピー制御の実施について」二〇〇四年三月三十一日）。

不正にダビングした高画質・高音質のビデオテープなどが出回ったり、インターネットを通じて世界中に配信されたりすることになれば、例えば、映画や音楽の権利者は、デジタルテレビ放送に作品を提供しなくなることも考えられます。あるいは、歌手や俳優が出演を拒否することになるかもしれません。そうなれば、良質な番組の提供に支障をきたすことになります。

しかし、「地上波という公共性の高い放送にコピー規制をかける例は、権利者意識の高い欧米にもありません」（田胡修一・電子情報技術産業協会コンテンツ保護検討委員長。『読売新聞』二〇〇七年二月二十日）。アナログ放送ではＨＤＤに録画データを残したままＤＶＤなどへ何度でもコピーできたのに、デジタル放送ではそれが出来なくなることが、視聴者にとって不自由であることや、ムーブ中に停電が起きるなど作業に失敗した場合に元のデータともども消えてしまう場合があるなど、評判が良くありません。情報通信審議会（総務大臣の諮問機関）の第三次中間答申（二〇〇六年八月）は、コピーワンスを見直すことを要請し、同審議会の「デジタル・コンテンツの流通の促進等に関する検討委員会」でテレビ各社、家電業界などが、コピーワンスに替わる著作権保護機能のあり方について協議を重ねています。しかし、地デジ対応ＤＶＤレコーダーを売るために制限を緩和したい家電メーカーと、著作権者の利益を守るためにできるだけ制限したいテレビ各社などの間で妥協点が見いだせず（『日本経済新聞』二〇〇七年四月十九日）、本書執筆時現在、コピーワンスに替わる新方式の姿は見えていません。このようなドタバタになっているのも、視聴者不在で地デジを押し進めた弊害の表れの一つだと言えるでしょう。

新方式決定まで時間がかかれば「地デジ対応テレビやＤＶＤレコーダーを買うなら、コピーワンスに替わる新方式が決まって、その方式が搭載されたＤＶＤレコーダーが発売されてからのほうが得策」と考えている視聴者たちにより、地デジの普及が一層遅れる可能性があります。また、新方式が決まっても、それが視聴者に受け入れられるものでなければ、普及はさらに遅れるでしょう。

第4章　海外の地上デジタル化

総務省などが作ったパンフレット（総務省、社団法人地上デジタル放送推進協会（D－pa）「地上デジタルテレビ早わかりガイド別冊　アナログテレビ放送が止まる！　どうして?」二〇〇六年三月）には、「デジタル放送は世界の潮流です」と書かれています。「各国でもデジタル化しているのだから、日本もデジタル化しなければならない」（または「デジタル化して当然」）と言いたいのでしょう。

日本とは違う海外の地デジ

とは言え、海外の地デジの様子を見ると、日本の地デジとは、サービス内容がかなり異なっています。「ハイビジョン＋ワンセグ＋データ放送＋双方向」が初めからセットになっているのは、日本だけです（「ハイビジョン」は日本独自の用語で、一般的には「ＨＤＴＶ（高精細度テレビHigh Definition Television)」と言います）。

このうち、地デジの画質がＨＤＴＶなのは、日本、米国などだけです。欧州の地デジのセールスポイントはＨＤＴＶではなく、多チャンネル化のほうです。また地デジの双方向サービスに熱心なのは、ほぼ日本だけです。イタリアでは地デジ普及のために双方向サービスをアピールしましたが、対応チューナーが高価なこともあって視聴者に受け入れられませんでした（社団法人電子情報技術産業協会デジタル家電部会国際対応PG「欧米における地上デジタル放送実態調査報告書」二〇〇六年十二月）。

また、移動体向け放送（ワンセグ）が初めからセットになっているのも、日本だけです。移動体向け放送については、まだ実験段階か、今後検討するという姿勢の国が多いのです。

日本の地デジはサービスの数が豊富ですが、大事なのは数ではなく、視聴者が本当に求めているサービスを行うことです。民放労連は、次のように批判しています（民放労連「現行の地上デジタル放送計画中止を求める特別方針」二〇〇三年一月二十六日 http://www.minpororen.jp/html/message/tyuushi.htm）。

> 総務省は地上デジタルテレビ放送の実施にあたって、「高画質」「双方向」「データ放送」「移動体受信」をその特性としてあげている。しかし、これらは、視聴者・国民の要求に基づくものではない。そのことは、「高画質」「双方向」「データ放送」を特徴とするBSデジタル放送の普及が進んでいないことや、アナログ放送で実現している「双方向」「データ放送」受信機が普及していないことからも明らかである。

また、システムが複雑になれば、その分、テレビが高価にもなります。

さらに、デジタル化の考え方も異なります。欧米では、地上デジタル放送、ケーブルテレビ、衛星放送のいずれかでデジタル放送が見られるようにするという考え方です。フランスでは受信契約不要の衛星放送によって、地上波が届きにくい難視聴地域をカバーする方針です。地上波に強くこだわっている日本とは違います。

海外の地上デジタル化も順調ではない

「デジタル放送は世界の潮流です」と言っても、多くの国では、順調に進んでいるとは言い難い現状です。

米国は、アナログ放送終了の時期を、〇六年末、もしくは視聴世帯の八五％がデジタル受信機を導入した時と定めていました。しかし、対応テレビが高価すぎて普及が進まず（総務省の情報通信審議会によると、〇五年時点で世帯普及率は一四％程度）、放送終了時期を〇九年に延期する法案が〇五年に可決されました。

オーストラリアでも、通信大臣が〇六年三月、アナログ終了時期を〇九年一月一日から、一二年末へ延期する考えを明らかにしました。デジタル受信機の世帯普及率が〇五年末現在で一五％と低いレベルにとどまっていることが理由です（文献10、二〇〇六年五月）。

当初の見込み通り順調には進まず、アナログ終了を延期した国は、ほかにもあります（表５―１）。

これまで唯一、オランダが〇六年十二月に地上波のアナログ放送終了を実現させました。しかし、オランダで地上波テレビ放送を受信しているのは七万五〇〇〇世帯だけです。全テレビ保有世帯の九五％がＣＡＴＶ（ケーブルテレビ）で視聴し、そのうち七〇％超は依然としてアナログ放送が占めています。このようなオランダでさえ、地上アナログ放送終了の予定時期だった〇六年初めが、受信機などの普及の遅れで十月末まで延期され、さらに十二月まで再延期されていました（民放労連http://

表５—１：各国の地上デジタルテレビへの切り替えスケジュール（当初予定と延期状況）

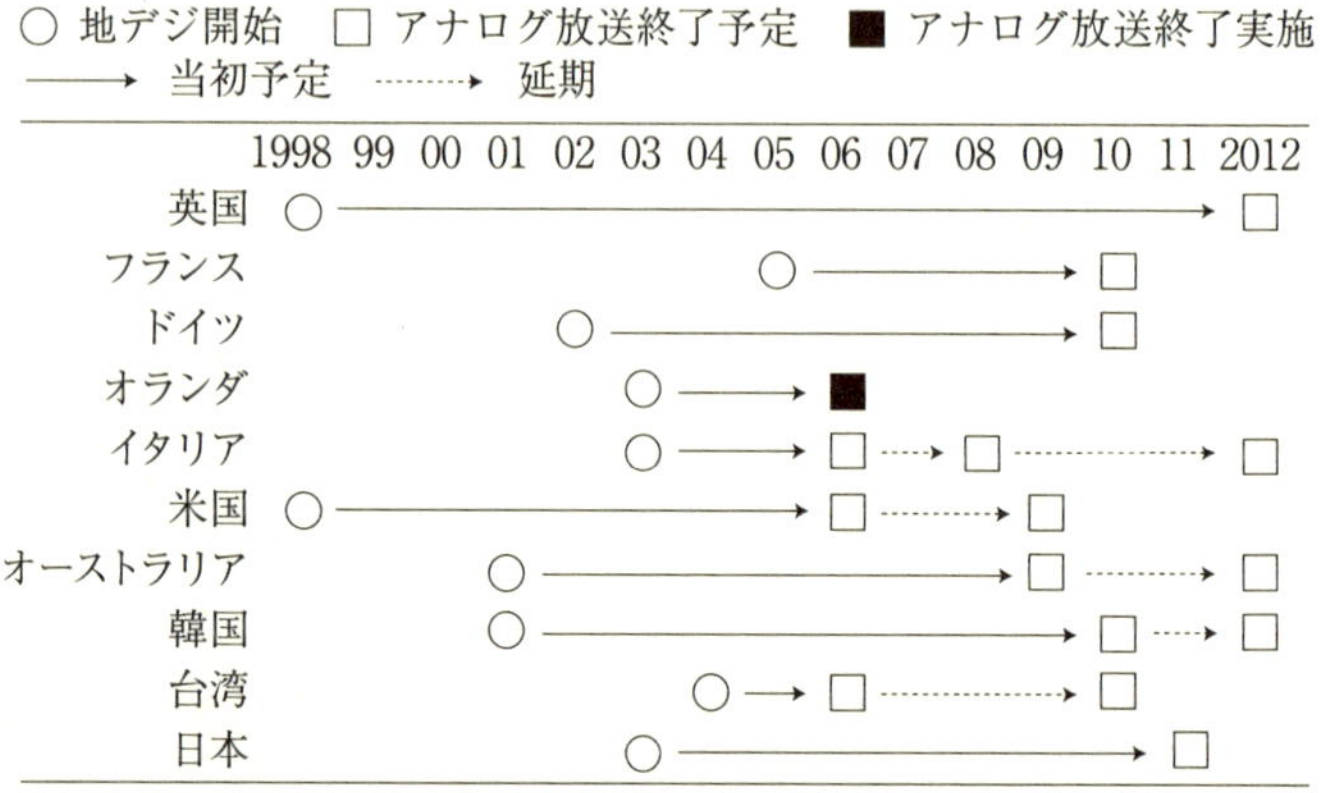

（NHK 放送文化研究所『放送研究と調査』2006 年 3 月〜2007 年 3 月各号から作成）

www.minpororen.jp/html/media/media.html）。予定通りスムーズには終了できなかったのです。

各国では視聴者への公的支援を実施

懸案である地デジ対応機器の普及促進のために、各国はテレビ購入への助成や、チューナーの無料配布など、視聴者に対する支援を行っています。また、メーカーに対してテレビへの地デジチューナー搭載を義務づけた国もあります。

米国商務省は〇二年八月、メーカーに対し大型テレビから順次地デジチューナーを搭載するよう義務づけました（文献10、二〇〇六年三月）。市場原理に逆らってまで、地デジを強要したのです。〇六年七月には、米国内で地上波を直接受信している約二一〇〇万世帯を対象に、地デジをアナログテレビ用に変換するコンバータの購入に対する補助として四〇ドル相当のクーポンを配布する案を明らかにしました（文献10、二〇〇六年九月）。

英国文化メディアスポーツ大臣は〇六年十二月、七十五歳以上の高齢者や身体障害者世帯への補助として六億ポンド（一三〇〇億円）を見積もり、〇七年度からのＢＢＣ受信料の値上げに、この分を考慮することを明言しました（文献10、二〇〇七年二月）。

イタリアでは、デジタルテレビ購入に対して、一世帯あたり最高二〇〇ユーロ（約三万八〇〇〇円）を補助する法案が〇六年十一月に可決されました（文献10、二〇〇七年一月）。

このほか、ほとんどの国が視聴者への公的支援策を講じることで、なんとかデジタル化しようとしています。

第５章　なぜ地上デジタル化？

総務省などによる説明

そもそも、なぜ「地上デジタル化」なのでしょうか。

総務省などによるパンフレット（「地上デジタルテレビ早わかりガイド別冊　アナログテレビ放送が止まる！　どうして？」二〇〇六年三月）は、「地上テレビ放送デジタル化」の理由として、以下の四点を挙げています。

・その一　放送サービスの高度化
・その二　電波の有効利用
・その三　情報化の恩恵をすべての人に
・その四　日本経済の活性化

「その一　放送サービスの高度化」とは、「ハイビジョン放送」「双方向サービス」など、地上デジタル放送の特長のことです。これまで見た通り、視聴者の多くがこれらを望んでいるわけではありません。ハイビジョン放送を見たい人もいれば、今までのテレビで良いという人もいます。ハイビジョン放送なら、すでにＢＳデジタル放送があります。視聴者が選択すれば良いのであり、地上波をデジタル化しなければならない理由としては、今一つ説得力がありません。

「その三　情報化の恩恵をすべての人に」とは、地上デジタル対応テレビでインターネットに接続できることです（電話料・通信料は、別途かかります）。第２部第６章で見たとおり、ユビキタスネット社会推進のために、家庭でのインターネットなどのゲートウェイ（出入り口）として、地デジ対応テレビが位置づけられています。しかし、テレビにインターネット（通信）機能を追加することは、デジタル放送でなければ出来ないことではありません。実際、インターネットに接続できるアナログ放送テレビである「インターネットテレビ」を一九九六年から各社が発売しました（が、ほとんど売れませんでした（『日経ビジネス』一九九七年十二月二十二日））。

「その四　日本経済の活性化」とは、家電メーカーやＴＶショッピング業者などがもうかる、ということです。確かに家電メーカーにとっては大画面テレビを売りまくるチャンスです。それが本当に日本経済活性化に寄与したとしても、だから視聴者は犠牲になれと言うことはできません。

新たな通信放送産業のため

パンフに書かれた四点のうち、アナログ放送を止めて地上デジタル化をしなければならない理由として、是非は別として唯一理解できるのは「その二　電波の有効利用」しかありません。この点についてパンフには、こう書かれています。

テレビ放送のデジタル化の大きな目的のひとつに、電波の有効活用があります。電波は無限に使えるように思われるかもしれませんが、じつは通信などに使えるのはある一定の周波数のところだけです。そして、日本の現状は、もうこれ以上少しのすきまもないほどに過密に使われています。アナログ放送のままでは、もう、チャンネルが足りなくなっているのです。

第2部第6章で見たとおり、アナログ放送が終了すると、テレビ放送が使っていたVHFの周波数全部と、UHFの周波数の一部が空きます。空いた電波を活用する新たな産業をおこそうというのが、総務省がデジタル放送を押し進めている本当の理由の一つであると言えそうです。

総務省の前身の旧郵政省は四十年前から、電波の有効利用を理由にテレビをVHFからどかせることを目指していました。一九六八年九月、佐藤栄作内閣の小林武治郵政大臣が「今後十年間で国内のテレビ放送をすべてUHF帯へ移す」という方針を明らかにしたのです。消防や警察、航空・船舶無線などの無線通信の増大が予想されるので、テレビ放送をUHF帯に移し、VHF帯を無線通信に充てるのが望ましいとの理由でした。しかし、放送業界が巨額の費用がかかることに反対し、方針発表から十年後の一九七八年二月、郵政省はUHF帯への全面移行を撤回しました(『日経産業新聞』二〇〇二年二月二十六日)。

電波が足りない?

総務省などのパンフには「アナログ放送のままでは、もう、チャンネルが足りなくなっているのです」と書いてありますが、これ以上チャンネルを増やす必要はあるでしょうか? BS放送、CS放送、インターネットテレビが既にあり、チャンネルが多すぎてコンテンツ(番組)が足りず、「貴重な電波」を使ってテレフォンショッピングばかり放送しているチャンネルもあります。

また、携帯電話も、市場が飽和に近づいていて、これまでの勢いで利用が伸び続けることは考えずらいのです。だからこそ、「ユビキタスネット社会」を掲げて、電波を無理矢理使わせようとしているようにも見えます。VHFの跡地を利用した新しい産業がどのようなものになり、市民の需要はあるのかなど、不透明です。

地上デジタル化がなぜ強引に進められているのか、その本当の事情は、総務省のパンフには書かれていないことかもしれません。

政官財の利権のため？

地上デジタル化強行についての見方の一つとして、利権確保のための地デジという説明があります。ジャーナリストの上杉隆さんは、旧郵政省（官界）、自民党郵政族（政界）、家電メーカー（財界）、NHK（放送業界）の四者による〝持ちつ持たれつ〟の構造が生み出した新たな利権が、地上デジタル化だったのではないかと分析しています（上杉隆「NHK地上デジタル放送『虚飾の構造』」『現代』二〇〇五年四月）。地上デジタル化により、家電メーカーは大画面テレビなどを売ってもうかる、政界は選挙や献金で家電メーカーなど財界の支援を受けられる、総務省は天下り先を確保できる、NHKは政官への協力により予算審議などで有利になる――というのです。

おそらく、そのような構図によって、地上デジタル化が進められているのでしょう。しかし、それでもなお分からないことがあります。政治と関係が深いNHKはともかく、民放は地デジのための

図５—４：ＢＳデジタルテレビの画面に表示されるメッセージ

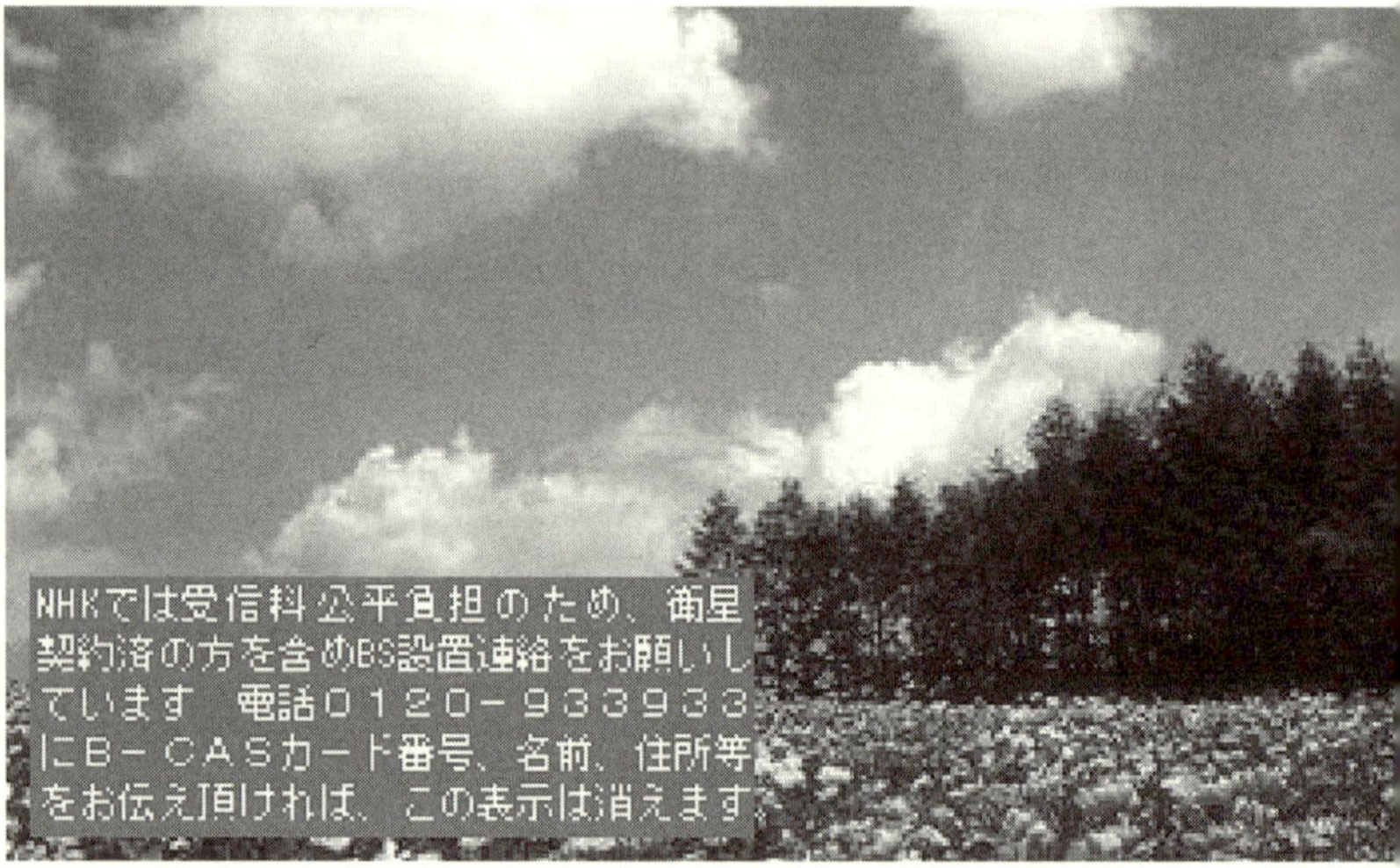
NHKでは受信料公平負担のため、衛星
契約済の方を含めBS設置連絡をお願いし
ています　電話０１２０−９３３９３３
にＢ−ＣＡＳカード番号、名前、住所等
をお伝え頂ければ、この表示は消えます

（NHKのウェブサイトhttp://www.nhk.or.jp/digital/qa/guide/qa_05.html）

設備投資がかさむ一方で、デジタル化されてもＣＭ収入が増えるわけでもなく、放送業界全体として、あまりメリットがないように見えます。

ＮＨＫの受信料確保のため？

ＮＨＫが地デジに熱心な理由の一つとして、前出の上杉さんなどは、地デジによって受信料の徴収がしやすくなるから、との見方を示しています。

地デジやＢＳ、ＣＳ放送に対応したテレビなどを買うと「Ｂ—ＣＡＳカード」というＩＣカードがついてきて、これをセットしないと見られません。前述の「コピーワンス」機能を実現するために電波が暗号化されており、このカードのセットにより暗号が解除されるのです。

カードをセットしてＢＳデジタル放送を

見始めて三十日たつと、画面に「NHKでは受信料公平負担のため、衛星契約済の方を含めBS設置連絡をお願いしています」という「受信確認メッセージ」が表示されます（図5―4。ユーザー登録はがきを出していれば表示されません）。このようなメッセージが常時表示されていれば、かなり見づらいです。視聴者の住所、名前などを登録すると、このメッセージは消えます。受信契約をしていない場合は、登録した連絡先に契約を求める連絡が来ます。B―CASカードには一枚一枚を識別するための二〇桁の番号が付与されているため、こうしたことが可能になります。

このメッセージ表示は地上デジタル放送では実施されていませんが、地デジでもB―CASカードを使っているので、技術的には実施可能です。橋本元一・NHK会長は「（地上デジタルでも）メッセージシステムはあり得る」との見解を示しました（『朝日新聞』二〇〇六年五月三日）。首相の諮問機関「規制改革・民間開放推進会議」（議長・草刈隆郎日本郵船会長）は第三次答申（〇六年十二月）で「放送の完全デジタル化が完了した場合には、地上放送についても公平負担の徹底を図る観点から、何らかの『受信確認メッセージ』の実施可能性について検討すべきである」と提言し、橋本会長を後押ししています。

現状では、このメッセージはNHKとの未契約解消の手段として利用されていますが、これを応用すれば、受信料未納世帯のテレビにメッセージを表示したり、スクランブル（テレビの画像を乱して見られなくすること）をかけることも可能です。一連の不祥事以降、受信料の未納が増えたNHKにとっては魅力的な機能が可能になることもあって、NHKが地上デジタル化に熱心だというのです。

ところが前述のように、「コピーワンス」機能は不自由だとして、新方式に切り替わる予定です。

コピーワンスを実現するためのＢ―ＣＡＳカードもわかりにくいと視聴者に不評のため、新方式ではＢ―ＣＡＳカードを不要にする方向だといいます。Ｂ―ＣＡＳカードなしの新方式にはテレビなどを一台一台識別する番号がないため、地デジでの受信確認メッセージ表示やスクランブル化は不可能になると『日本経済新聞』（〇七年二月三日）は報じています。

この報道が正しいのだとしたら、ＮＨＫは地上デジタル化によるメリットを結果的に読み違えた、ということなのでしょうか。

マスメディア集中排除原則の緩和

日本民間放送労働組合連合会（民放労連）の井戸秀明書記長は、「私も、なぜ地上デジタル化なのか、分からないでいました」と話していました。既存の技術が新しい技術へ切り替わる時、たとえば、音楽ＣＤが登場した時も、レコードとＣＤが併存している間に市民がＣＤを選択した結果として、自然にＣＤへ切り替わっていきました。地上デジタル化もレコードとＣＤのように、市民に受け入れられるかどうかを見ながら、テレビ各社がそれぞれの体力に応じてデジタル化を進めれば良かったはずです。それなのに、いわば「何年何月何日以降は、すべてＣＤに切り替わり、皆さんが持っているレコードは一切聴けなくなります」というのと等しい強引なやり方で、地上デジタル化が強行されている背景について理解できずにいたという井戸書記長は「個人的な見解」と強調しつつ、「放送局の統廃合を進めたいという思いが、裏にあるのではないか。そう考えると、腑に落ちました」と話していました。全国の地方テレビ局を取材して、地上デジタル化によって地方局の経営が圧迫され、その対策だとして「マスメディア集中排除原則」が緩和されていることについて報告、検証した本（文献12）を書いた、元毎日新聞記者の鈴木健二・成蹊大学教授の講演を聴いて、井戸さんはそう考えたそうです。

マスメディア集中排除原則とは、言論の自由、国民の知る権利を守るために、特定の人物や企業が放送局を独占しないよう、第二次大戦後にGHQ（連合国軍総司令部）が導入しました。この原則のもと、企業や個人が経営支配できる放送会社は一つに規制され、放送エリアが同じ別の放送会社の株式は一〇％を超えて持つことができず、別のエリアであっても二〇％未満しか持つことはできません（電波法第七条第二項第四号に基づく総務省令（放送局の開設の根本的基準第九条）により規定）。この制限があるため、放送局の持株会社の設立などは困難でした。

集中排除原則は、テレビとAMラジオの兼業は認めるなど例外が多く「骨抜きにされた」との指摘もあります。それでもテレビ会社については、好況のため資本提携・合併を迫られることもなく、原則通りとなっていました（文献12、一六五〜一六八頁）。

しかし、地上デジタル化で放送各社が巨額の設備投資が必要なために「財政基盤の弱い地方局の再編を可能にするねらい」（『朝日新聞』二〇〇一年三月十六日）から、日本民間放送連盟（民放連）は〇一年三月、集中排除原則の緩和を総務省に求めました。この要望は在京キー局の思惑が優先されたものだったようで、地方テレビ各社の間では「デジタル化が地方局の経営不安を引き起こすとするならば、デジタル化そのものを再考すべきであって、それを理由にマスメディア集中排除原則を緩めるのは本末転倒である」との筋論が圧倒的だったといいます（文献12、一六九頁）。

これを受けて、総務省は情報通信政策局長の私的研究会である「放送政策研究会」（座長・塩野宏東亜大学通信制大学院教授）で検討を行い、〇三年二月、「現行のマスメディア集中排除原則の見直しを検討することが適切」との最終報告をまとめました。しかし、キー局と地方（ローカル）局の間の出資比率規制については「ローカル局の地域性が損なわれることのない範囲で緩和を慎重に検討するべきであり、現在の出資比率規制については、現状維持か、緩和を実施する場合でも小幅緩和にとどめるべきである」と、慎重な姿勢も見せていました。

その後、郵政民営化関連法案の成立をやり遂げた小泉純一郎内閣の竹中平蔵総務大臣は〇五年十二月六日の記者会見で「日本にはどうして米『タイムワーナー』みたいな大企業がないのか。日本の放送業界全体の売り上げがタイムワーナー一社の売り上げより小さいのは、国民からみると疑問だ」（『産経新聞』二〇〇五年十二月七日）と発言し、同月中に「通信・放送の在り方に関する懇談会」（座長・松原聡東洋大学教授）を設置しました。

米国のタイムワーナーは、映画のワーナー・ブラザーズ、放送のCNN、出版の『タイム』誌のほか、音楽やインターネット関連なども抱えるメディア・娯楽事業の複合体で、年間売上四兆円は世界のメディア企業でトップクラスです。これに対し、日本の地上波テレビ・ラジオ局の売り上げとNHKの受信料を合わせても総額で約三兆円です（『朝日新聞』二〇〇五年十二月二十二日）。竹中大臣は、日本のメディア産業もタイムワーナーのようになるべきだと考えていました。

同懇談会は〇六年六月に最終報告書をまとめ、「地方局の独自性、自律性の確保には十分に配慮すべきである」としつつ、「〝国際的に通用するメディア・コングロマリット〟の出現を妨げ」ないよう、マスメディア集中排除原則を「持ち株会社方式、キー局による地方局への出資等を含む自由度の高い形で早急に緩和」するよう提言しました。

この提言を受けて、総務省は持株会社を解禁する方針を決めました。総務大臣の認定によって複数の放送局を一〇〇％子会社として傘下に置ける「認定放送持ち株会社」制度を導入する放送法改正案を〇七年通常国会に提出し、〇八年度からの施行を目指すとのことです。新聞報道は「一一年七月の地上デジタル放送への完全移行を控え、設備投資の負担が増すため、資金調達力のある持ち株会社が経営難の地方局を傘下に収めて支援できるようにする」ことが持株会社解禁の理由だと解説し、法改正されれば「放送局の経営統合が進む可能性がある」との見通しを示しています（『毎日新聞』二〇〇七年二月九日）。

こうして、民放連と総務省とが息を合わせたかのように、集中排除原則緩和への道筋がつけられてきたのです。

規制緩和と業界再編の果ては

日本政府は近年、とりわけ小泉内閣以降、新自由主義的な政策を展開しています。産業をできるだけ競争原理に委ねれば、強者が勝ち残って弱者を淘汰する業界再編が起きて、産業や経済が強くなっていくという考え方です。そのために国は、競争をじゃまするような規制をできるだけなくす「規制緩和」を行ってきました。競争至上主義により「勝ち組」と「負け組」に分かれていく「格差社会」化や、絶対的貧困層の増加などが社会問題になってきました。生活保護費が削られ電気代を節約するため部屋の電灯をつけず暗がりの中で毎日生活するお年寄りや、不安定な日雇い派遣による収入しかなくネットカフェの狭いブースで寝るホームレスの若者の姿、また、正社員と同じ仕事量と同じ責任を負う一方でボーナスもなく給料が圧倒的に低い派遣労働者の姿が報道されています。

地上デジタル化を乗り切るためという名目で、集中排除原則を緩和していくことは、政府が進めている規制緩和、業界再編と、まさに同じ方向です。うがった見方をすれば、地上デジタル化によって経営基盤の弱い地方テレビ局が淘汰されても、政府としては困らないし、むしろ、規制緩和・業界再編という国の政策の流れに沿ったもので〝望ましい〟と密かに考えているかもしれません。

テレビのキー局にとっても、集中排除原則緩和により、地方テレビ局の経営に直接関与する道が開けます。鈴木健二教授は、次のように指摘しています（文献12、一七四頁）。

在京キー局にはかつてのような全国放送の情熱を失いつつある。先立つものが枯渇しつつあるからだ。（略）（しかし）全国ネットは広告を集める最高のブランドなので維持していきたい。全国各地の取材拠点として、系列地方局の足場は不可欠である。そこで、基幹局（エリア内に大都市を持つ地方局）に対し、ブロック内の地方局をとりまとめてほしい、となる。もっと露骨にいえば、在京キー局は準キー局と基幹局だけの十数ネットであれば、もっとも効率的と考えている。後の地方局は送受信施設と取材に見合う人員さえいればよい。これは地方局の中継局兼取材拠点化、すなわち支局化である。もしそうなれば、地方局の本旨とされる「ローカル性」の喪失は避けられない。「マスメディア集中排除原則」緩和策の先には、こんなみすぼらしい地方局の姿が浮かび上がってくる国や在京キー局のこのような思惑と、地上デジタル化の方向性が一致しているとすれば、地デジがごり押しされていることへの疑問に対する答えの一つになりそうです。

放送の寡占化が招くもの

米国、英国、イタリアなどでは、規制緩和によってメディアの寡占化が進み、その弊害も指摘されています。その例としてよく引き合いにされるのが、米国のカントリー&ウェスタン（C&W）の女性歌手三人組「ディクシー・チックス」の顚末です。

（ディクシー・チックスは）二〇〇三年に（米国による）イラク攻撃を批判して、「ブッシュ（大統領）と同じテキサス出身で恥ずかしい」と発言したために、歌手として抹殺されそうになっただけでなく、とうとう命まで脅かされた。全米のラジオ局の六割以上を独占するクリアチャンネル（ブッシュに莫大な献金をしている）によって放送禁止にされた。つまり彼女たちの曲はラジオではほとんどかからなくなった。（略）

クリアチャンネルに煽られてカントリー・ファンのチックス・バッシングが爆発した。クリアチャンネルのC&W専門局のDJがリスナーに呼びかけてディクシー・チックスのCDを集め、ブルドーザーでひき潰した。また、クリアチャンネルが主催したイラク攻撃に賛成する集会でも彼女たちのCDが焼き捨てられた。（略）

「黙らないと殺すぞ」という手紙まであった。幼い娘たちの身を案じたチックスたちはけっきょく謝罪するはめに追い込まれた。（略）

謝罪した後もディクシー・チックスは戦争とブッシュに反対し続け、彼女たちの仕事場だったカントリーの世界から完全に追い出された。しかし、この事件で、それまでカントリーなど聴かなかったフォーク&ロックのファンをつかんで、ジャンルを超えたミュージシャンになった。とはいえ、彼女たちは、自分たちがされたことを忘れてはいない（ウェブサイト「ベイエリア在住町山智浩アメリカ日記」http://d.hatena.ne.jp/TomoMachi/20060519）。

マスメディア集中排除原則は、メディアがこのようにならないためのものです。「既得権益に守られて自主番組制作の努力もしない地方テレビ会社が、再編の波にさらされるのは自業自得だ」という指摘もありますが、地方局にそのように仕向けたのは旧郵政省とキー局であるとの反論もあります（文献12、九五頁）。いずれにしても、地方テレビ会社や地上デジタル化のあり方については丁寧に議論すべき問題であり、地上デジタル化の資金が足りないという理由によって集中排除原則がなし崩しにされていくことには、視聴者はもっと警戒心を持ったほうが良いでしょう。

二〇一一年のアナログテレビ放送終了は困難

アナログテレビ放送は、予定通り二〇一一年に終了できるのでしょうか。

総務省が〇七年二月に行った世論調査では、地上デジタルテレビ対応受信機の世帯普及率は、二七・八％です（総務省「地上デジタルテレビ放送に関する浸透度調査」二〇〇七年五月）。

野村総合研究所は、「現時点では地上デジタルテレビ受信機の出荷は順調に進んでいる」としながらも、実際に売れているテレビのすべてが地上デジタル対応ではないことや、消費者によるテレビの買い換えペースが極端に加速することは考えにくいことから、現状通り「何らかの市場に対する刺激や普及のための施策がなされないまま」の場合、「二〇一一年度末時点でデジタルテレビを一台以上保有している世帯は総世帯の七七％、三八九〇万世帯となる。二〇一一年度末時点でのデジタルケーブルテレビ加入世帯は六八三万世帯（全世帯の一四％）であるため、少なくとも四五〇万世帯（同九％）はテレビが視聴できなくなるという事態が生じ得る」と予測しています。そのうえで「行政としてより積極的な支援策を提示するか、または地上波デジタル化全体について何らかの見直しを行うか、決断を迫られている」と指摘しています（寺田知太、葛島知佳「放送業界に激変をもたらすパンドラの箱」野村総合研究所『知的資産創造』二〇〇六年二月）。

ちなみに、社団法人電子情報技術産業協会の統計によると、〇七年三月の一カ月間に出荷されたカラーテレビのうち、地デジ対応は八七・三％であり、なお月間約一三万台ものアナログテレビが出荷されています。

また、NHK放送文化研究所も、次のように率直に認めています（文献10、二〇〇七年一月）。

（全国）四八〇〇万世帯で使われている一億台のテレビのデジタル移行については（略）数々の課題が未だ解決の方向性が見えないまま残されている。四八〇〇万世帯のメインテレビ四八〇〇万台について、低所得層や狭い住宅に暮す人々への対応をどうするか。地デジを受信するためにかかるアンテナなど受信システム整備のためのコスト問題をどうするか。そしてメインテレビ以上に数多く存在し、より低コストでのデジタル移行が求められているサブテレビ問題をどうするかなどである。

〇七年二月には、政府・与党が、低所得の高齢者世帯などへの地デジ用チューナー無料配布について検討に入ると報じられました（『日本経済新聞』二〇〇七年二月十七日）。どうしても予定通りにアナログ放送を終了したいのであれば、このような政策を取らざるを得ませんが、さらなる公費投入の是非が問われるとともに、視聴者が無料配布を期待してデジタル受信機器の普及ペースが一層遅れる影響も出るでしょう。

デジタル対応テレビなどの普及が進まず、地方や共同住宅の難視聴問題も解決できずに、多くの人々が地デジを見られない状況であれば、アナログ放送の終了は不可能です。地上デジタル放送が計画通り二〇一一年七月に終了できるのか、極めて疑わしい状況なのです。

最終部　新東京タワーをどうするか

なくても良いものによるデメリット

観光客を大勢集めて、お金をもうけるために、墨田区は新東京タワーを誘致しました。しかし、本当にもうかるのでしょうか。これまで見てきたように、大勢の観光客が数十年にわたって継続的に新タワーへやってくるかどうかは不確実であり、また、テレビのあり方が大きく変わっていくと予想される中で、テレビ各社からの賃貸料が安定収入になるという保証もありません。新タワー事業が失敗して、実質的な事業主体である東武鉄道の経営に響いたとしても、それは東武鉄道の自己責任ですが、新タワー事業は墨田区や地元を大きく巻き込みます。墨田区の財政を圧迫し、地元の社会・経済的状況をまったく変えてしまった末に、新タワーが無用の長物（文字通り世界一〔?〕の長い代物です）になってしまったら、地元住民や墨田区民も、その被害を受けることになります。東武一社だけの問題ではないのです。

地元住民だけでなく、大勢の東武鉄道利用者、東武鉄道沿線住民にとっても、大いに関係があります。東武鉄道の本業は、鉄道業です。新タワーの経営状況いかんで、鉄道の安全対策などに本来回すべきお金が、タワー事業につぎこまれてしまう心配はないでしょうか。

新東京タワーは地デジのために必要だと説明されていますが、その説明内容を詳しく検討すると、実は新タワーはなくても良いものでした。テレビ各社としては「新タワーの施設を『条件が合致すれば賃借する』というのが基本的な考え方です」（日本消費者連盟などによる質問状に対するテレビ東京の回答。二〇〇七年四月二十六日）。テレビ各社が求める条件に合えば賃借するが、合わなければ賃借しない、すなわち「必要不可欠」なものではないのです。これから環境問題がますます重要になる時代に、なくても良いものを作ることは、大いなる無駄です。他のものなら話は別かもしれませんが、世界一（?）の大きなタワーだけに、無駄の程度も大きいのです。実にもったいない話です。

なくても良いものを作ることにより、本書で指摘した、電磁波による健康影響、経済的リスク、景観影響、日照、風害、災害などのデメリットやリスクの恐れが生じます。これらのデメリットなどが必ず発生するのか、発生するとしたらどの程度なのかについては、実際に新タワーを建ててみないと確実なことは分かりません。くれぐれも誤解してほしくないのですが、筆者は「デメリットやリスクが皆無でなければ、何も認めない」と言っているのでは決してありません。現在ないものを建てるのですから、何らかのデメリットなどは必ず生じます。

仮に新タワーが必要なものであれば、リスクをゼロには出来ないまでも、どのようなリスクなどが発生しうるのかを皆で真剣に考えて、できるだけ事前に回避したり減らす努力をすれば良いと思います。しかし、必要ないものによるデメリットやリスクを、なぜ甘受しなければならないのでしょうか。特に、電磁波は、健康影響との因果関係が完全に証明されているわけではありませんが、因果関係を疑うに足る数多くの研究報告がなされています。大勢の住民が、子どもたちが、昼夜を問わず電磁波に曝露されるのです。

しかし、もしかしたら、本当のデメリットやリスクは、本書で取り上げた以外のことかもしれません。なにしろ、世界一（?）のタワーでありながら、デメリットを真剣に心配している人がほとんどいないのですから、だれも予想しなかった悪影響が出ても、まったく不思議ではありません。

なくても良いものを、なぜ作らなければならないのでしょうか。デメリットを補ってあまりあるメリットが本当にあるのでしょうか。新タワーでだれが得をして、だれが損をするのでしょうか。墨田区に観光客を集めなければならないのでしょうか。これらの疑問について、納得できる説明はなされていません。

新タワー、電磁波、地デジの共通点

本書では、新東京タワーについて、また、新東京タワーと特に関係が深い、電磁波問題と、テレビの地上デジタル化について、中心に取り上げました。新東京タワー、電磁波、地デジの三テーマに共通するのは、「市民不在」です。「新東京タワー（すみだタワー）を考える会」が主催した学習会に参加したある墨田区民は、「新東京タワーは、いったい誰が最初に言い出したのか」と発言しました。私たちにとって大事なことが、どこか知らないところで、知らないうちに決められたと、その方は感じていたのではないでしょうか。

新東京タワーを誘致した場合に、どのようなメリットとデメリットがあるのか。それを踏まえたうえで、誘致すべきなのかどうか。誘致する場合は、街づくりの中にどう位置づけるのか――。それらの検討はあらかじめ行われず、まず誘致ありきでした。墨田区が新タワーの最終候補地になった後も、墨田区や事業者が市民と積極的に意見交換を行うという場面はありません。地域のあり方をまったく変えてしまう事業なのに、当事者を無視して勝手に進められている、と感じている人々は少なくないでしょう。

電磁波問題も、周辺住民の反対や不安に関係なく、携帯電話基地局が設置されてしまうことなど、「市民不在」が問題の根本にあります。携帯電話会社が住民の理解を得ようと努力せず、住民が気付いて騒ぎ出す前に基地局を建ててしまえという対応を取ることが少なくありません。また、電磁波と健康影響との関連を研究する委員会を総務省が設置しましたが、この委員会のメンバーは、国や業界の関係者、および国や業界の考え方に近いと疑われる余地がある委員が多数を占め、議事も公開されず、やはり市民から遠いところで進められました。

テレビの地上デジタル化も、現在のテレビが見られなくなるという、市民への影響が極めて大きい政策でありながら、市民の意向と無縁のところで、二〇一一年七月までのアナログテレビ放送の終了が決められてしまっています。地デジで採用されたサービス（横長のハイビジョン画面、データ通信、ワンセグなど）は、市民がテレビに対して本当に求めているサービスなのか大いに疑問です。これらのサービスを市民に押しつけるために、巨額の公費が投入され、市民にも負担を強制し、数千万台のアナログテレビをごみにして環境を汚そうとしています。

市民不在の仕組みを「あるべき姿」へ

日本では、国政や地方行政のあり方は、選挙で選ばれた国会議員や地方議員で構成される議会で決められます。その限りでは、日本には民主主義の仕組みが保証されています。しかし、議会がその限られた会期で審議し多数決で決めるという仕組みだけによって、現代社会の複雑な課題のすべてについて十分適切に対応することは不可能です。

新東京タワーについて、地元の墨田区議会の多数を占める与党（自民、公明、民主など）は建設推進の立場です。これらの各党などは、墨田区長が議会で新タワー誘致を表明してからわずか二カ月後に「誘致促進議員連盟」を発足させており、新タワーのデメリットやリスクについても慎重に検討したうえで誘致賛成に回ったとは考えにくいです。国会では対決している与野党が、地方選挙では「相乗り」で同じ首長（知事、市町村区長）候補を支援することが全国的に多く、墨田区長もそうです。「首長も議会も『民意の代表機関』としては対等だが、行政権を持つ首長が優位に立つことが多い。このため、議員の多くが住民と首長の取り次ぎ役に活路を見いだし、首長とのパイプを求めて『総与党化』が進んでいる状況が問題視されている」（『読売新聞』埼玉版二〇〇七年一月二十四日）のです。総与党化された地方議会では、その使命であるはずの行政チェック機能がほとんど働かないとの批判が、これまで何度も繰り返されています。

また、国政においては、選挙で選ばれた国会議員が法律を決めるとは言え、実際に国会へ提出される法案の多くは内閣提出法案と呼ばれる、官庁が作った法案です。その官庁の中でも、法律が出来たらそれを運用する〝所管課〟の官僚が法案作成を担当することがほとんどです。もちろん、政権与党の意向に大なり小なり影響されますが、基本的に官僚は「自ら実施・執行すべき法律案を自ら企画・立案するのであるから（世間的には「お手盛り」）、よほどのことがない限り、実施・執行したくないものを企画・立案するはずはない」（大森彌・東京大学名誉教授『官のシステム』東京大学出版会、二〇〇六年、一五三頁）のです。

法案作成など政策立案にあたっては、官庁は、しばしば「審議会」「委員会」「懇談会」などを設け、これらの審議会などに諮問（意見を求めること）を行い、諮問内容への答申を政策などに反映させるという手続きを取ります。これらの審議会などの役割は、行政上の課題について専門家による技術的、中立的、第三者的な回答を見出す機関であるとか、利害調整を必要とする事項について関係者の協議によって合理的な解決策を作り出す場であるなどと解説されています。

しかし、実際は、官庁が初めから決めてある結論に権威付けをすることによって、官庁の「お手盛り」ではないように見せかける会議に過ぎないと批判されています。数々の審議会委員などを歴任した森田朗・東京大学公共政策大学院長は、その経験をもとにした著書で「現在のわが国の審議会は、多くの場合、それを所管する役所にとっては、そこが進めようとしている政策や施策についてオーソライズする『隠れ蓑』的性格を有している。したがって、各界の有識者が、中立、客観的に課題について審議し、専門的見地から結論を出す第三者性をもった機関というタテマエとは異なり、その所管部局が望む結論を出すことが期待されていることはいうまでもない」（森田朗『会議の政治学』慈学選書、二〇〇六年、五六頁）と書いています。官庁は「（官庁側）に近い考え方をもつ委員が多数となるように委員を選任する」（同、九頁）など様々な策を講じて、自分たちにとって都合が良い答申を審議会などから引き出そうとします。

新東京タワーの建設候補地を選んだ「新タワー候補地に関する有識者検討委員会」（これは官庁ではなくテレビ各社の諮問機関ですが）や、電磁波と健康影響の関連について研究した総務省の「生体電磁環境研究推進委員会」、テレビの地上デジタル化を打ち出した「地上デジタル放送懇談会」、会議名に初めから「実現」と付いている「ユビキタスネット社会の実現に向けた政策懇談会」、マスメディア集中排除原則の緩和を提言した「通信・放送の在り方に関する懇談会」など、本書に登場した各種会議も、諮問した側へ注文や意見をつけることがあったとしても、諮問した側の意図からはずれた答申を行うことはない「隠れ蓑」だったことは、それらの構成メンバーや答申内容からみて想像に難くありません。

議会や審議会などの現状が以上なようなものであっても、民主主義社会では市民に主権があるという建前自体は、だれにも否定できません。議会が行政に対するチェック機能を果たしていなかったり、審議会で業界や行政寄りの委員ばかり選ばれたり審議が不十分であるなど、それらが「あるべき姿」から逸脱していることについて、市民が批判し是正を求めることは正当な行為です。市民やマスメディアによる批判や提案は、私たちの人権や安全が守られるように社会のあり方を改善するために必要不可欠です。

米国では、化学物質の安全性を評価する諮問委員会の委員候補者に対して、産業界との雇用関係、研究費の助成、コンサルティングなどの契約の有無、本人と配偶者の資産と債務の提示を官庁が求めるなどの対応を取っています（文献7、一〇九頁）。業界寄りの人だけを委員にするのではなく、委員会全体としてバランスを確保するためのこのようなルールが日本にはないため、総務省の「生体電磁環境研究推進委員会」のような人選がまかり通っているのです。こうしたルール作りを市民が国や国会に提案していくことが必要でしょう。

新東京タワー問題についても、その「あるべき姿」を考えることにより、本書を締めくくりたいと思います。

スケジュールの見直し

これまで見た通り、地上波のアナログテレビ放送を予定通り二〇一一年七月までに終了させることは極めて困難です。なので、新東京タワーも、二〇一一年に間に合わせるよう慌てる必要はありません。

さらに言えば、仮にアナログ放送を予定通り終了できるのだとしても、すでに東京タワーから地デジ電波を送信しているのですから、新タワー竣工を急がなければならない理由はありません。筆者の取材に対し、NHK広報部も「全国にあまねく地上デジタル放送の電波を送ることに（NHKとしての）パワーを使わなければいけないところであり、新東京タワーを二〇一一年に慌てて作るという必要はない」と言っていました。

新東京タワーについては、そのメリットだけではなく、デメリット、リスクも含めて情報が公表されること、および、そのうえで、行政、新東京タワー株式会社、テレビ各社、区画整理事業地権者、地元商工業者、町内会関係者だけでなく、地元住民、墨田区民、テレビ視聴者、この問題に関係のある専門家やNGOも入って、新タワーを建設すべきかどうか、建設するとしたらどのように建設するか、一から検討し直してはどうでしょうか。何を今さらと言われるかもしれませんが、過ちを改めて「あるべき姿」へ戻すのに、遅すぎることはないと思います。

そのためには、新東京タワーの建設を凍結するか、または、二〇一一年竣工というスケジュールを延期して、検討のための十分な時間を確保する必要があります。

幅広い関係者の参加

これまで見た通り、電磁波問題のように科学的に不確実性が残る分野について、WHOは幅広いステークホルダー（利害関係者）の参加を奨励しています。英国では、そのような取り組みが始まっています。新タワーに賛成する住民だけに説明するような現状の態勢は論外です。

さまざまな立場が入れば、新タワーからの電磁波が安全なのか危険なのかという不毛な水掛け論に終始してしまう、と言われそうです。しかし、科学論争をしましょうと言っているのではありません。現在までに得られている科学的知見をもとに、予防原則も取り入れて、さまざまな立場が納得できる着地点を探ることが、これからの時代には必要なのです。専門家が市民を教え諭すのが「リスクコミュニケーション」だと言わんばかりの論調が散見されますが（たとえば総務省「生体電磁環境研究推進委員会」は「報告要旨」の「リスクコミュニケーションについて」の項の中で「引き続き講演会等により、国民に対し電波の正しい知識の普及に努めることが重要である」としています）、そうではなく、さまざまな立場が認識や意見をぶつけ合い、お互いの違いについて認識し合うことから始めるのが、本来の「リスクコミュニケーション」のあり方であるはずです。

環境アセスメントと電磁波や健康状況の監視

本当に必要ではなくても、どうしても新東京タワーを建てたいのであれば、環境アセスメントにより、新タワー建設予定地を中心とした一定の範囲（半径何㎞の範囲が必要かは、専門家や市民が加わっての検討が必要です）について、新タワー建設前の時点での電磁波環境の実態把握調査と、新タワーから地デジ電波が送信された後、電磁波がどの程度上昇するかについての予測調査が必要です。電磁波過敏症の方や、電磁波に警戒したい人々にとっては、環境アセスメントの内容が、引っ越しが必要かどうか検討するための参考になるかもしれません。

国の基準値である電波防護指針は、電磁波の非熱作用を考慮していない高い数値です。したがって、環境アセスメントでは新タワーからの電磁波によって周辺環境の電磁波が同指針を上回るという結果には、おそらくならないでしょう。しかし、だから安全だという保証にはなりません。筆者は、新タワーが出来た後、周辺での定期的な電磁波測定はもちろんのこと、それだけではなく、電磁波との関連性が疑われている白血病や電磁波過敏症などについて、周辺住民の発症状況などの監視を続ける態勢をきちんと構築すべきだと考えます。瀬戸タワーの地元市議が指摘しているように（第2部第4章）、周辺での電磁波測定だけでは、住民の健康に影響が出ているのかどうかわからないからです。測定や監視のあり方については、専門家や市民による協議機関により決定されるべきです。これらを行うことにより、もし将来において電磁波と健康影響の関連性がより明らかになった場合に対応を検討するための資料になり、また、不幸にして実際に被害が確認された場合の対応・補償を検討するための資料にもなります。もちろん、何も影響が見られなければ、住民は「安心」という貴重な成果物を手にすることができます。

見方を変えれば、こうした調査の実施は、新タワー周辺の住民たちが電磁波と健康影響の関係を調べるモルモットになるということであり、住民たちにとっては気持ちの良い話ではなりません。電磁波問題に詳しいある研究者は、次のように問題提起していました。「ある大学の研究者が『人々を二グループに分けて、一方のグループに電磁波を浴びせ続けて、電磁波を浴びせないもう一方のグループとの違いを調べる人体実験を行いたい』と、大学の倫理委員会に申請したら、倫理委員会は承認すると思いますか?」。ほぼ確実に承認されないでしょう。

大学の倫理委員会も認めないような実験のモルモットに自分たちがなるのだと考えることは、地元住民にとって不愉快ですが、経済波及効果を期待して新東京タワーを受け入れるのであれば、それと同時に、自分や子どもたちの健康を守るために、不愉快な問題にも向き合ってほしいと思います。

参照文献

1・「新タワー候補地に関する有識者検討委員会答申」二〇〇五年三月
2・墨田区、新タワー誘致に係る都市防災と地域活性化等検討・評価委員会「新タワー誘致に係る都市防災と地域活性化等検討・評価報告書」二〇〇五年六月
3・墨田区長「新東京タワー（すみだタワー）に係る公開質問状について（回答）」二〇〇六年一月二十七日
4・墨田区長「新東京タワー（すみだタワー）に係る公開質問状について（回答）」二〇〇六年七月二十一日
5・石川哲（主任研究者）「平成一七年度厚生労働科学研究費補助金健康科学総合研究事業　微量化学物質によるシックハウス症候群の病態解明、診断、治療対策に関する研究　総括・分担研究報告書」二〇〇六年三月
6・総務省「電波と安心な暮らし」二〇〇七年二月一日
7・植田武智『しのびよる電磁波汚染』コモンズ、二〇〇七年
8・大久保貞利『電磁波過敏症』緑風出版、二〇〇五年
9・科学と社会を考える土曜講座・電磁波プロジェクト制作、ガウスネット・電磁波問題全国ネットワーク発行『東京タワーの電磁波リスク調査報告資料集』二〇〇二年
10・NHK放送文化研究所『放送研究と調査』各号
11・地上デジタル推進全国会議「デジタル放送推進のための行動計画（第七次）」二〇〇六年十二月
12・鈴木健二『地方テレビ局は生き残れるか』日本評論社、二〇〇四年
その他、本文中に示しました。

関連年表

一九九七年	六月	・郵政省放送行政局長の私的研究会「地上デジタル放送懇談会」設置
一九九八年	九月	・東京タワーを運営する日本電波塔が、東京タワー隣接地に、高さ七〇七mの新東京タワーを建設する計画を打ち出す
	十月十四日	・企画会社「さいたまタワー株式会社」(埼玉県与野市)設立
	十月十六日	・地上デジタル放送懇談会が最終報告。地上放送デジタル化の必要性などをうたう
一九九九年	一月	・在京テレビ六社が「タワー検討プロジェクト」設置
	七月	・企画会社「多摩タワー建設準備株式会社」設立。八王子市の多摩ニュータウンでの新タワー建設を目指す
二〇〇〇年	五月	・JR東日本が、新宿駅南側の線路上にタワーを建設する構想を表明
二〇〇一年	二月二十三日	・新東京タワー建設地について、フジテレビの日枝久社長は定例会見で「航空法や環境問題などから選ぶと、秋葉原の都有地が有力だ」と表明
	三月	・さいたまタワー株式会社が解散
	五月十八日	・秋葉原地区の再開発について、石原慎太郎・東京都知事が会見で「(タワー建設は)開発を遅らす可能性がある。開発の障害になることはしない」と述べ、都としてタワー構想にかかわらない方針を表明
	五月二十八日	・名古屋市が東山公園へのデジタル放送タワー建設は認められないと結論
	七月二十五日	・改正電波法施行。テレビの地上アナログ放送を二〇一一年七月二十四日までに終了させ、地上デジタル放送(地デジ)へ移行させることに
	十一月	・台東区商店街連合会が中心となり「新東京タワー区内建設誘致準備会」結成
二〇〇二年	十一月三十日	・瀬戸デジタルタワー竣工式

	十二月　一日	・関東、中京、近畿の一部で、地上デジタル放送開始
	十二月十七日	・在京テレビ六社（NHK、日本テレビ、TBS、フジテレビ、テレビ朝日、テレビ東京）による、「新タワー推進プロジェクト」発足
二〇〇四年	三月三十日	・埼玉県、さいたま市、経済団体、埼玉県選出国会議員、地元議員らが発起人となり「さいたまタワー実現大連合」を発足
	六月　七日	・足立区が、在京テレビ六社の新タワー推進プロジェクトに対し、建設地として区内の入谷、東六月両地区を提案
	九月二十一日	・豊島区、地元企業、信用金庫など九団体による「新東京タワー事業化準備委員会」が発足
	九月二十四日	・新東京タワーについて、石原慎太郎・東京都知事は記者会見で、「どこに作る必要もないと思う」と発言
	十月二十五日	・「押上・業平橋駅周辺地区まちづくり協議会」設立総会（会長・東武鉄道（株））。同地区内の地権者（東武鉄道（株）、京成電鉄（株）、日立コンクリート（株）、住友大阪セメント（株）および個人地権者）により発足
	十一月二十五日	・墨田区議会本会議で山﨑昇区長が新タワー誘致を表明
	十二月	・在京六社新タワー推進プロジェクトの諮問を受けて、候補地の絞り込みを行う一助とすることを目的に、「新タワー候補地に関する有識者検討委員会」発足
	十二月十五日	・墨田区長、商工会議所墨田支部会長、商店街連合会会長、本所北部連合町会会長、業平連合町会会長の五者の連名で、東武鉄道及び押上・業平橋駅周辺地区まちづくり協議会に対し、誘致に関する要請書を提出
	十二月二十四日	・練馬区に「新東京タワー誘致推進協議会」発足。「としまえん」への誘致を図る
二〇〇五年	一月十四日	・墨田区役所に「新タワー誘致庁内推進本部」設置（本部長・墨田区長）
	一月十四日	・墨田区に「新タワー誘致推進協議会準備会」設立（構成員・墨田区を除く誘致要請書を提出した四者。事務局・区誘致推進担当）
	一月二十七日	・「新タワー誘致推進協議会」設立（会長：坂田秀男・東京商工会議所墨田支部会長。構

成員：準備会員のほか、町会等関係団体及び関係企業等。事務局：墨田区拠点整備課新タワー誘致推進担当）

二月　一日・新タワー誘致について、墨田区が初めて広報に掲載

二月　七日・東武鉄道が、テレビ各社及び墨田区に対して、事業主体として新タワー事業に取り組む意志を表明

二月　七日・墨田区議会新タワー誘致促進議員連盟発足（自民、公明、民主クラブ、新しい風）

二月　十日・墨田区で「新タワー誘致推進決起大会」開催

三月二十八日・在京テレビ六社が、新タワー建設地の第一候補に「墨田・台東エリア（建設地「押上・業平橋駅周辺地区」）」を、第二候補にさいたま市を、それぞれ選定

四月二十八日・航空法による建物の高さ規制区域が見直され（国土交通省告示第五〇四号）、墨田区押上周辺の制限（二九五m）がなくなる

七月　・瀬戸デジタルタワー近くで北向きのヒマワリが咲く

七月　二十日・墨田区がテレビ各社に「新タワー誘致に係る都市防災と地域活性化等検討・評価報告書」を提出

七月二十二日・「墨田・台東新タワー誘致推進連絡会」発会式

八月二十五日・在京テレビ六社、墨田区、東武鉄道が、「新タワー建設地決定のための三者間確認書」を締結。建設地決定の目途を同年一二月末とした

十月　一日・東武鉄道が「新タワー会社設立準備室」設置

十一月二十九日・練馬区の誘致推進協議会が、高さ一〇〇八mのタワーの建設計画を発表

十二月　十六日・押上・業平橋駅周辺土地区画整理組合の設立を都知事が認可

十二月二十六日・新タワー建設地の決定を二〇〇六年三月末までに延期

二〇〇六年

三月三十一日・新タワーの最終候補地が「墨田・台東エリア（押上・業平橋地区）」に決定

四月　一日・ワンセグ（地上デジタルテレビ携帯・移動体向けサービス）放送開始

五月　一日・東武鉄道一〇〇%出資による「新東京タワー株式会社」設立

五月　十日・第一生命経済研究所が、新東京タワーの経済効果は四七三億円とする試算を発表

	六月 六日	・「通信・放送の在り方に関する懇談会」がマスメディア集中排除原則の緩和を提言する報告書をまとめる
	六月 十九日	・「新タワー建設推進協議会」発会式
	七月 四日	・東武鉄道が、新タワーの基本設計を日建設計に委託、新タワーのデザイン監修者に元東京芸大学長の彫刻家・澄川喜一さんと、東大名誉教授の建築家・安藤忠雄さんに依頼したと発表
	七月 四日	・東武鉄道が、「届け！私が想う新タワー」アンケートを募集
	七月二十七日	・東武鉄道が「届け！私が想う新タワー」アンケート応募者の人数を発表
	九月 二十日	・墨田区が「押上・業平橋地区まちづくりグランドデザイン最終報告」発表
	十月 十日	・東武鉄道・新東京タワー（株）が「新タワーを核とした複合開発事業の開発コンセプト」公表
	十一月二十四日	・東武鉄道・新東京タワー（株）が新タワーのデザイン案を公表
	十二月 一日	・地上デジタル放送が全都道府県庁所在地を含むエリアで視聴可能に
	十二月 四日	・東武鉄道・新東京タワー（株）が、新東京タワー建設を核とする「業平橋押上地区開発事業」の環境影響評価調査（環境アセスメント）計画書を東京都へ提出
二〇〇七年	一月三十一日	・東京都知事が環境影響評価調査計画書に対し、電磁波について記載を求める内容を含む審査意見書を送付
	三月	・墨田区が「墨田区基本計画新タワー関連事業編」を策定

[著者略歴]

網代　太郎（あじろ　たろう）

東京都墨田区生まれ。各地を転々とし、2001年から墨田区在住
毎日新聞記者、NPO法人化学物質過敏症支援センター事務局長を経て、フリーライター
新東京タワー（すみだタワー）を考える会（http://sumidatower.org）共同代表
[著書]
『大王製紙問題と秋田の自然破壊』（無明舎出版）
『シックスクール〜子どもの健康と学習権が危ない』（共著・現代人文社）

新東京《しんとうきょう》タワー～地デジとボクらと、ドキドキ電磁波～

2007年8月10日　初版第1刷発行　定価2000円＋税

著　者　網代太郎©
発行者　高須次郎
発行所　緑風出版
〒113-0033　東京都文京区本郷2-17-5　ツイン壱岐坂
［電話］03-3812-9420　［FAX］03-3812-7262
［E-mail］info@ryokufu.com
［郵便振替］00100-9-30776
［URL］http://www.ryokufu.com/
装　幀　R 企 画
制　作　R 企 画　印　刷　モリモト印刷・巣鴨美術印刷
製　本　トキワ製本所　用　紙　大宝紙業　E2000

ISBN978-4-8461-0711-6　C0036